KB019781

미국 전문간호사
완전정복

폭발적으로 성장하는 미국 의료시장 메가트렌드에 올라타라

미국 전문간호사 완전정복

초판 1쇄 인쇄 2023년 2월 22일
초판 2쇄 발행 2024년 8월 15일

지은이 고세라

발행인 백유미 조영석

발행처 (주)라온아시아
주소 서울특별시 서초구 방배로 180, 스파크플러스 3F

등록 2016년 7월 5일 제 2016-000141호
전화 070-7600-8230 **팩스** 070-4754-2473

값 17,000원
ISBN 979-11-6958-035-9 (13510)

라온북은 독자 여러분의 소중한 원고를 기다리고 있습니다. (raonbook@raonasia.co.kr)

NURSE PRACTITIONER

미국 전문간호사 완전정복

폭발적으로 성장하는 미국 의료시장 메가트렌드에 올라타라

고세라(미국 정신과 NP) 지음

RAON
BOOK

***

도전하는 삶, 행복을 만드는 길을
젊은이들에게 추천합니다

저자 고세라 NP(전문간호사)는 서른 살에 미국으로 건너와 한 번도 공부해 본 적이 없는 간호사 공부를 시작했습니다. 출발은 늦었지만, 익숙한 길이 아닌 자신의 가능성을 펼쳐 보일 수 있는 길을 걸었습니다. 그리고 불과 10여 년 만에 정신과 NP가 되었고, 그 3년 후에는 NP로서 미국 최초로 정신과 클리닉을 열어 여전히 도전하는 삶을 살아가고 있습니다.

이 책은 그러한 저자의 젊은 도전 정신과 함께 미국 NP가 되기 위한 실제적인 길을 안내하고 있습니다. 비전공자로서 막막했을 첫걸음부터 학교생활, 취업, 경력관리, 연봉 협상과 같은 구체적이고 꼭 필요한 정보와 마음 자세까지 논리적으로 잘 정리된 간결한 문장으로 상세하게 조언하고 있어 이 책을 읽는 많은 젊은이들에게 새로운 꿈을 품게 하리라 확신합니다.

55년 전, 제게도 이런 책이 있었더라면 간호사로서 무수한 시행착오를 대부분 줄일 수 있었을 생각을 하니 지금 이 책을 접할 많은 분들이 참 부럽기까지 합니다. "나는 행복하고, 이 행복을 스스로 만들어가고 있어 좋다."는 저자의 말처럼 많은 분들이 이 책을 읽는다면 미래가 밝은 미국 NP라는 새로운 길에 도전해서 스스로 행복을 만들어갈 수 있는 매우 훌륭한 지침서가 될 것입니다.

유분자

재미간호협회 창립 및 초대 회장 역임
대한적십자사 초대 간호사업국장 역임
남가주 한인간호사협회 2대 회장 역임
재외한인간호사회 명예 총회장 역임
현) 소망소사이어티 이사장

****

서른 살에 시작한 간호사 공부, 마흔한 살에 병원을 런칭하다

한국에서 살고 싶지 않았다

2005년, 미국에 오기 전, 나는 미국계 회사 코스트코의 한국 본점에서 직장 생활을 하고 있었다. 부산에서 상경했기에, 서울에서 직장 생활을 시작하면서는 주거지를 자주 옮겼다. 친구와 룸메이트가 되기도 하고, 고시원을 전전하거나, 전세 혹은 월세를 살기도 했다. 그러한 서울 생활을 하다 보니 원래 꿈 많고, 하고 싶은 것 많고, 갖고 싶은 것 많았던 나는 점점 현실을 직시하면서 많은 충격과 좌절을 경험하곤 했다.

외국에서 살겠다고 결심도 해봤지만 나에게는 특별한 기술이나 능력도 없었다. 다행히도 다니던 회사가 미국계 기업이라 미국대사관에 관광비자를 신청하면 인터뷰 없이 비자를 받을 수 있었다. 지금은 한국인이라면 무비자로 미국에서 90일을 체류할 수 있지만, 내가 미국에 올 시절에는 관광비자를 받아야만 미국 여행을 할 수 있었고, 비자 받기도 쉽지 않았다. 코스트코에 다니면서 받은 가장 큰 혜택 중에 하나였다. 미국 관광비자를 받고 나서 얼마 지나지 않아 회사를 퇴사하고 미국에 입국했다.

한 달 정도 미국 여행도 다니고, 8주 단기 영어 연수도 받았다. 관광비자로 입국했으므로 6개월 이상 체류할 수는 없었다. 그래서 이 관광비자를 학생비자로 바꾸었는데, 미국에서 비자 종류를 바꾸면 합법 체류는 할 수 있지만, 한국에 쉽게 돌아갈 수가 없게 된다. 물론 마음만 먹으면 언제든지 자유롭게 갈 수 있지만, 재입국은 쉽게 허락되지 않고 또다시 복잡한 절차를 거쳐야 했기 때문이다. 그렇게 한국에 가기 어렵다는 사실을 알고도 나는 비자를 바꿨다. 나는 그때 한국에서 살고 싶지 않았다.

미국 깡시골에서 새로운 삶을 찾다

나는 캘리포니아 노스리지 주립대학(California State University, Northridge: CSUN)에서 금융학을 전공하고 있었는데, 1학기를 마치고 결혼을 하게 되었다. 결혼 후 남편의 사업 이유로 2달 만에 킹시티(King City)로 이사했다. 킹시티는 로스앤젤레스에서 차로 5시간 북쪽으로 달리면 나오는 정말 작은 도시로, 한국인은 10명도 살지 않는 깡시골이었다. 노스리지에서 계속 공부를 할 수 없는 상황이었다. 결혼 전에는 미국에서 공부하고 한국에 가서 좋은 직장에 취직하는 것이 목표였지만, 결혼하고 난 후, 유학생에서 이민자로 내 입장이 달라졌기에 삶의 목표를 다시 설정해야 했다. 금융학 같은 경우는 많은 미국인이 공부하는데 '내가 이민자로서 그들과 어떤 차별화가 가능할까? 완벽한 영어를 구사하지 못하는 사람을 은행이나 금융 기관에서 채용할까?'라는 생각이 들었다. 그래서 여러 선배 이민자들의 이야기를 참고해 학교를 바꾸면서 전공도 변경했다. 나는 전 세계 어디에서나 일할 수 있는 직업을 갖고 싶었다. 그리고 영어를 조금 못하더라도 통하는 기술직을 찾아야 했다. 이러한 이유로 간호사가 되기로 마음먹었다. 한국에서 문과 공부를 했으므로 수학과 과학 쪽은 젬병이었지만, 완전 기초부터 간호학 공부를 시작하게 되었다.

2006년에 킹시티로 이사 온 후, 동네에서 제일 가까운 커뮤니티 칼리지(2년제 대학) 하트넬 대학(Hartnell College)에서 간호 선수 과목을 듣기 시작했다. 학교가 동네에서 '가깝다'고는 해도 50마일(약 80킬로미터) 떨어진 곳에 있었다. 그래도 시골이라 차는 막히지 않았으므로 1시간이면 충분히 학교에 갈 수 있었다. 매일 왕복 2시간을 운전하면서 녹음해두었던 수업들을 다시 들었다. 미국에서 간호사가 될 생각을 하니 그리 힘들지 않게 보낼 수 있었다.

선수 과목을 마치고 2008년 가을 학기에 같은 학교 간호과에 들어갔다. 내 인생에서 아주 중요한 날이었다. 97학번이었던 나는 1997년도에 IMF를 만나 휴학한 이후로 진로 선정을 제대로 하지 못한 채 '이 일 조금, 저 일 조금' 하는 식으로 방황을 해왔기 때문이었다. 하지만 2008년부터는 줄곧 간호사 되기를 준비했고 간호사로 살고 있다. 이때 나는 서른 살이었다.

인생의 공든 탑, 한순간에 무너질 뻔한 위기

하트넬 대학에 다니기 전에는 간호대학이 그렇게 힘든지 상상도 못 했다. 미국에 사는 한국인은 누구나 그들만의 피눈물 섞인 스토리가 있다는 것을 알기에 내 힘든 이야기를 여기서 말하고 싶지는 않다. 미국에 정착하기로 마음먹은 후 줄곧 다닌 학교라 그곳에서 지식, 문화, 관습, 매너, 영어 등을 배운 귀중한 시간이었으나, 지난 10년의 간호대학 과정 중 2년제 대학 전공 과정임에도 불구하고 그때가 가장 힘들었던 시간이었다.

하트넬 생활에서 하마터면 학교를 졸업하지 못할 뻔했는데, 그것이 가장 오래도록 기억에 남는다. 2010년 간호과 졸업을 한 달 앞두고 1개월 실습을 하는데, 내가 배정받은 곳은 킹시티 병원 분만실이었다. 나는 다른 학생, 스테파니(가명)와 함께 실습을 갔는데, 스테파니는 나와 평상시에 공부도 같이 하고 점심도 자주 먹던 친한 친구였다. 그녀는 외형적으로 키도 크고 상당히 뚱뚱했다.

어느 날 실습시간에 제왕절개 수술 참관 기회가 생겼는데, 병원 측에서 공간이 좁아 두 사람이 함께 참관할 수는 없다고 하면서 스테파니만 들어갈 수 있다고 했다. 그래서 그녀에게 "네가 뚱뚱해 자리를 너무 많이 차지하니까 내가 들어갈 수 없잖아!"(You are so big. No room for me to observe the surgery!)라고 말했다.

그런데 그다음 날, 학교에서는 난리가 났다. 교수님과 학장님이 나를 불러 어떤 상황인지 설명해주었다. 나는 억울했다. 그녀가 뚱뚱한 것은 사실이고, 공간이 좁아 두 사람 중 한 명밖에 들어가지 못했는데, 그녀는 백인이었고 나는 한국인…, 그래서 나한테 기회가 없었다는 사실로 화가 난다고 한 것이다. 하지만 당시 간호학과 학장님이었던 메리 교수님은 뚱뚱한 사람에게 뚱뚱하다고 말하는 것은 미국 사회에서 무조건 금기 사항임을 알려주었다.

상황이 더 심각하게 흘렀다. 거의 4년이나 간호 공부를 했는데 도로 아미타불이 될 수 있다는 사실을 깨달았다. 메리 학장님은 나에게 꽃과 쿠키를 사가지고 분만실에 가서 그곳 간호사들과 스테파니에게 사과하라고 했다. 솔직히 정말 마음에 내키지는 않았지만, 졸업하기 위해 메리 학장님이 시키는 대로 했다. 그 분만실에 가서 얼마나 울었는지 모른다. 미안해 울었는지, 미안하지도 않은 일에 미안하다고 말해야 하는 상황이 싫고 화가 나서 울었는지는 정확히 모르겠다. 반드시 졸업은 해야 했으므로 미안한 척했다는 말이 더 정확하겠다.

미국에서 간호사 생활을 하며 미국 문화를 더 깊이 알아가면서 이 사건이 그곳에서 얼마나 민감하고 큰 일인지를 인지하게 되었고 진심으로 스테파니와 분만실 간호사들에게 미안한 마음이 들었다. 이 사건은 학교 졸업 전에 꽃과 쿠키로 사과한 시점에 종료된 것이 아니라 졸업 후 몇 년이 지나 진심으로 미안한 마음이 들고 무지했던 자신을 깨달은 시점에 마무리되었다고 할 수 있다. 그리고 이후로 사람들의 나이, 신체, 성, 외모에 대해 절대 언급하지 않는다. 누군가는 당연하다고 알고 있을지도 모를 이 사실을 나는 비싼 레슨비를 내고 배웠다.

미국 전문간호사, 그 황홀한 삶으로의 초대

미국에서 간호사(Registered Nurse, 이하 RN)가 되고 나서도 영어를 잘 못하던 나는 종합병원에 취직을 못 하고 한국인이 운영하는 양로 병원에 취직했다. 이때 나는 킹시티에서 다시 일자리를 찾아 로스앤젤레스로 이사했다. 종합병원에서는 신규 간호사는 뽑지 않았고 시급은 다른 직장의 RN보다 적게 받았기 때문에 나는 공부를 계속하기로 마음먹었다.

2012년 아주사 퍼시픽 대학(Asuza Pacific University)의 간호학사 편입 프로그램(RN to BSN)을 들어갔다. 그리고 같은 학교에서 석사와 NP 프로그램(Master and Post-Master Certification Program)을 공부했다. 간호사가 되기 위해 2008년 간호사 프로그램을 시작으로, 2010년 하트넬 대학(2년제) 졸업, 2013년 RN to BSN 프로그램(학사)을 마치고, 2016년 석사와 NP 프로그램을 졸업한 것이다. 둘째 아이를 출산하고 쉰 6개월을 제외하고, 8년 가까이 간호 공부를 했으며, 선수 과목을 들은 시간까지 포함하면 도합 10년이 되었다. 그 결과 2010년부터는 풀타임 간호사로 근무했다.

그리고 2016년 정신과 NP(Nurse Practitioner, 전문간호사)가 되었다. 주로 정신과* 병동과 양로 병원을 회진하면서 환자들에게 정신과 약을 처방하고 병원 의료팀과는 진료 및 간호 계획, 그리고 퇴원

---

* '정신과'에 대해 일반인이 갖고 있는 부정적인 이미지를 고려하여 한국에서는 2011년에 '정신 건강의학과'로 명칭이 변경됐으나 이 책에서는 편의상 이전 명칭을 그대로 사용한다.

계획을 세우는 일을 했다.

이 일을 하면서 캘리포니아 로스앤젤레스 지역에 한국 사람이 한국어로 정신 상담을 받을 곳이 거의 없다는 것과, 한국인들은 정신과 관련 문제를 쉬쉬하고 감추는 성향이 있음을 알았다. 게다가 문제가 있어도 인정하지 않는 경우가 많아 조기 치료 시기를 놓치는 안타까운 현실이었다. 한인들을 포함한 지역 주민들이 적절한 시기에 정신과 의료진을 만나도록 기회를 제공하고 싶었고, 이로써 내가 살아가는 지역사회가 조금 더 정신적으로 건강하고 행복해지기를 바라는 마음으로 2019년 1월 3일, 정신과 NP로 일한 지 3년째 되는 때 투게더멘탈헬스클리닉(Together Mental Health Clinic)을 로스앤젤레스에 열었다. 환자들과 지역주민들뿐만 아니라 동료 및 후배 NP들, 그리고 직원들과 함께 성장하고 행복하기를 바라는 마음에서 클리닉 이름에 '투게더'('다 함께 더불어')를 넣었다.

내 나이 마흔한 살, 클리닉을 오픈한 것은 큰 모험이었다. 클리닉 운영을 하면서 실수로 손해도 입고, 그야말로 '삽질'을 많이 했지만, 정신과 NP가 정신과 클리닉을 오픈한 사례가 없고, 전문가도 없어 물어볼 곳이 마땅치 않았다. 굳이 장점이라면 클리닉은 경쟁 업체가 없었고, 뭐든 혼자 해야 했으므로 속은 편했으며, 맷집은 늘었다는 부분이었다.

나의 작은 모험에 담긴 상징적 의미를 생각해본다. 클리닉 규모의 크고 작음, 환자의 많고 적음을 떠나, 정신과 NP가 병원을 설립해 4년째 망하지 않고 운영한다는 것은 나름 대단한 일이다. 동료나 선후배 NP에게 이런 길도 있다는 것을 보여준 것 같아 스스로도 많은 자긍심을 느낀다. 이러한 이유로 나는 행복하고, 이 행복을 스스로 만들어가고 있어 더 좋다. 앞으로 어떤 일들을 겪게 될지 궁금하지만, 불안하지는 않다. 어떤 미래가 펼쳐지더라도 나는 스스로 행복한 길을 찾으려고 노력할 것이다.

이제 열리기 시작하는 기회의 땅, 당신이 먼저 가라

당신이 진정 원하는 것은 무엇인가? 많은 연봉? 성취감? 앞으로 십수 년간은 미래를 고민하지 않아도 되는 직업적 안정감?

진정 원하는 것은 아직 잘 모르지만, 현재 생활이 마음에 들지 않거나, 진로로 인해 미래가 불안하거나, 용기가 없어서 망설이고 있다면 미국 NP에 도전해보길 바란다. 이 책에서 자세히 이야기하겠지만, 이 분야는 미국 내에서도 한창 성장하고 있으므로 아직 많은 기회의 문이 열려 있다. 그 가능성을 충분히 인지했다면 먼저 가서 깃발 꽂는 사람이 승리자다.

끝으로, 지금까지 내가 자신의 세계를 찾고 성장할 수 있도록 한없이 지원해준 나의 남편 고민철 씨, 내 삶의 기적인 아들 솔로몬, 천사같은 딸 안젤리나에게 깊은 감사와 사랑을 전한다.

고세라

차 례

───────────── 1장 ─────────────

일자리가 사라지는 불황의 시대,
왜 '미국 전문간호사'인가?

2장

미국 전문간호사,
도전을 위한 마인드셋

3장

NP되기 완전정복
: 간호사도 모르는 미국 NP 생활 1

일자리가 사라지는
불황의 시대,
왜 '미국 전문간호사'인가?

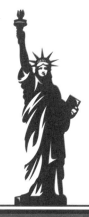

삶의 차원이 비약적으로
달라지는 선택

    당신은 직업을 선택할 때 무엇을 가장 중요하게 생각하는가? 우리는 일반적으로 사회적인 인식이 좋고, 월급도 많이 주며, 복리후생이 잘 되어 있고, 또 퇴직 후에도 걱정 없이 살 수 있게 해주는 직업을 원한다. 모두가 이런 직장, 이런 직업을 갖고 싶어 하지만, 그럴수록 진입장벽이 높은 게 당연하다.

    우리는 왜 좋은 직업을 갖고 싶어 할까? 적성이 맞으니까? 돈을 많이 버니까? 부모님이 원하니까? 가족을 부양할 수 있으니까? 멋있으니까? 친구들이 좋다니까? 꿈이었으니까? 사람마다 다를 것이다. 내 생각에는, 원하는 직업으로 사람들의 욕구가 대부분 충족되기 때문이다.

    윌리엄 글래서(William Glasser) 박사에 따르면, 사람에게는 생존 욕구와 4개의 심리 욕구들, 즉 사랑과 소속 욕구, 성취 욕구, 자유

욕구, 그리고 즐거움의 욕구가 있다. 사람들의 행동은 이런 욕구들을 충족시키려는 나름의 노력이다.

간호사일 때 한 달에 1,000만 원을 벌려면 잠도 줄이고, 가족과 보내는 시간도 희생하면서 초과 근무는 물론 주말과 연휴에도 계속 일을 해야 했다. 당시 나에게는 월급 수준이 상당히 중요한 욕구 충족 기준이었다. 그 정도 받으면 한국에 있는 부모님을 도와드릴 수 있고, NP 공부를 할 때 필요한 교재와 도구를 살 수 있으며, 어린 두 아이의 보육비를 낼 수 있었다. 이는 나의 생존 욕구, 사랑 및 소속 욕구, 그리고 성취 욕구를 충족시켜 주었으므로 힘들었지만 견딜 수 있었다.

NP가 된 지금은 같은 월급 1,000만 원을 받더라도 그 가치는 정말 다르고, 충족되는 욕구도 많이 다르다. 하루 8시간, 주 3일만 근무하면 그 정도를 벌 수 있으므로 삶의 질이 정말 달라진다. 이런 근무 조건이라면 가족들과 친밀한 시간을 보내면서 아이들에게 많은 관심을 기울이고, 자기계발을 할 수 있으며, 여행이나 문화생활을 즐길 수 있고, 새로운 경험을 많이 쌓을 수도 있다.

주 3일 8시간 근무와 월 1,000만 원 급여

미국에서 널스 프랙티셔너(Nurse Practitioner, 이하 NP, 한국어로 '전문 간호사')의 연봉 수준에 대해 알아보자. 물론 경력, 전공과목(병원 부서), 의료 산업의 종류, 도시, 주(州), 물가에 따라 많이 다르긴 하다. 예를 들면, 캘리포니아는 주거비용 및 생활비 수준이 아주 높다.

정신과 NP의 수는 적지만 환자 수요는 무척 많다. 이런 상황들이 NP의 연봉 결정에 반영된다.

미국 노동청 2021년 5월 기준, 미국 전체 NP의 평균 연봉 통계자료에 따르면 캘리포니아주는 151,830불(약 2억 원, 한화 1,300원 기준, 이하 동일)로 미국 내에서 가장 높고, 두 번째는 뉴저지주로 137,010불(약 1.78억 원)이다. 캘리포니아 평균 연봉을 풀어보면 월 12,653불(1,640만 원)이고, 시간당 79불(약 103,000원, 주 40시간/월 160시간 기준)이다. 캘리포니아에서 NP로 근무 시 월 1,000만 원 이상은 쉽게 받을 수 있다는 말이다. 더욱이 가정생활과 육아에 집중하고 싶다면 하루 8시간, 일주일 3일, 교대근무 없는 조건으로 직장을 찾는 것도 가능하다. 그렇게 하더라도 거의 월 1,000만 원의 월급이 가능하다(8시간×79불×3일×4주＝7,584불, 약 985만 원).

이렇게 일하고도 이런 연봉이 가능한지, 어떻게 가능한지, NP가 뭐길래 등등 여러 궁금증이 스쳐 지나갈 것이다. 현재 직업이 간호사가 아니라면 더더욱….

널스 프랙티셔너는 어떤 직업인가?

널스 프랙티셔너(NP)는 환자를 진료하고 약을 처방하는 일까지 할 수 있는 전문간호사(Advanced Practice Registered Nurse: APRN)를 말한다. 다만 각 주의 법에 따라 의사의 관리, 감독의 필요 여부가 다르다. 예를 들면, 오리건주는 NP가 의사의 관리 감독 없이 환자를 진료하고 처방할 수 있지만, 텍사스주는 의사의 관리 감독 아래 환자를 진료하고 처방할 수 있다.

미국에는 현재 베이비부머 세대의 은퇴가 크게 증가하고 있으며, 오바마 케어로 많은 인구가 의료보험에 추가 가입한 상태다. 여기에 코로나 팬데믹 사태로 의료서비스에 대한 수요는 폭증했지만, 의사는 턱없이 부족하고 갑자기 의사를 늘릴 수도 없는 상황이다. 이에 따라 의료 현장에서 임상경험이 풍부하고 석사 이상의 교육을 받은 전문간호사, NP의 수요는 폭발적으로 증가하는 추세다. 따라서 이러한 의료 행위를 할 수 있는 NP의 연봉 수준 또한 상당히 높은 편이다. NP에 관해서는 2장부터 자세히 이야기하겠다.

엔드 코로나 시기,
NP 수요의 폭발적 증가

코로나 팬데믹 시기를 지나며 세상은 급격하게 변했다. 4차 산업혁명과 인공지능(AI)에 대해 들어봐서 알고는 있었지만, 그런 것들이 우리 삶에 이 정도로 익숙하게 파고들지는 예상하지 못했다. 과학과 기술의 눈부신 발달로 직업 생태계에도 지각 변동이 일어나고 있다. 살아남는 직업군, 사라지는 직업군, 그리고 새로 생기는 직업군들은 우리 삶에 직접적으로 영향을 미친다. 급변하는 사회일수록 높은 연봉은 물론, 미래 전망이 확실한 직업을 선택해야만 한다. 지금 엔드 코로나 시기에 미국 전문간호사(NP)의 수요는 폭발적으로 늘고 있다. 어떠한 상황들이 미국 NP의 수요에 영향을 미치고 있는지 분석해보자.

베이비붐 세대의 본격적 은퇴 시작

2021년 미국 사회보장국(Social Security Administration)이 발간한 "노년층과 생존자의 수탁자 보험 및 장애자 보험에 관한 이사회 연례 보고서"는 65세 이상의 미국 인구 증가와 기대 수명의 상승을 예측했다. 구체적으로, 1975년에는 65세 이상 인구가 미국 전체의 10%, 2000년에는 12%를 기록했고, 2025년에는 18%, 2050년에는 21%로 예측했다. 또한, 1940년 기준 남자의 기대 수명은 78세, 여자는 80세였다면, 2050년 기준 남자의 기대 수명은 86세, 여자는 88세로 예측한다.

제2차 세계대전 이후 1946년부터 1964년까지 출생한 인구가 베이비붐 세대다. 미국 인구통계국의 2010년도 조사에 따르면 베이비붐 세대에서 가장 나이가 많은 사람은 아직 65세가 되지 않았지만, 2030년이 되면 모든 베이비붐 세대는 65세가 넘고 그들의 인구 비중은 미국 전체 인구의 20%가 넘는다.

이렇게 인구가 노령화되고 베이비붐 세대가 은퇴를 맞기 시작하면 실버 산업이 발전하고, 그에 맞추어 건강과 의료 관련 산업의 미래 전망은 더욱 밝아진다. 베이비붐 세대는 비록 직업 일선에서 은퇴하겠지만, 그들은 경제적, 사회적, 그리고 육체적으로도 왕성한 활동을 할 수 있고 무시 못할 영향력을 발휘할 것이다. 미국 의료 계통 직업군은 전망이 좋을 수밖에 없으며 그중 미국 간호사는 물론 NP의 직업 전망 또한 기대된다.

의료 패러다임의 근본적 변화

미국 의료서비스의 질은 그리 높지 않고 의료비는 어마어마한 수준이라는 뉴스를 많이 접했을 것이다. 미국의 의료보험은 한국이나 유럽과는 달리 민간 보험회사들을 주축으로 정부 보험인 메디케어(65세 이상)과 메디케이드(저소득층)가 보완적인 역할을 해오고 있다. 이러한 의료보험제도를 개혁하기 위해 「환자보호 및 적정 치료에 관한 법」(The Patient Protection and Affordable Care Act)을 2010년에 도입했고, 흔히 '오바마 케어'로 알려져 있다. 오바마 케어는 전 국민이 가입해야 하고, 가입하지 않으면 벌금을 낸다. 보험회사는 가입자의 기존 질병과 수술 경력을 이유로 보험 가입을 거절할 수 없다. 소득이 일정 수준 이하라고 해도 정부에서 보조금을 지원하여 누구나 가입할 수 있도록 했다. 한 연구에 따르면 2010년 기준 미국 전체 인구 16%는 의료보험에 가입하지 않았지만, 2016년에는 무보험자가 9%로 줄었다. 오바마 케어 제정 이후 약 2천만 명의 미국인이 의료건강보험 혜택을 추가로 받게 되었다.

이처럼 오바마 케어로 어린이와 취약 계층 청년들은 물론 거의 모든 계층의 미국인들이 질 좋고 저렴한 의료서비스를 받게 되었고, 미국의 의료서비스는 질병 관리로부터 건강 관리 및 예방치료로 패러다임을 바꿀 수 있었다. 이러한 현상으로 1차 진료 의료진에 대한 수요는 급격히 늘게 된다.

1차 진료 담당 의사가 턱없이 부족하다

이처럼 베이버부머 세대의 은퇴, 노령화, 오바마 케어 가입으로 미국의 의료서비스가 확대되었고 미국에서 1차 진료(가정의학과, 내과, 노인학과, 소아과)를 위한 의사 및 의료진의 수요는 늘어났다. 그렇지만 미국의과대학협회가 2021년에 발표한 보고서, 『2019-2034년 의사의 공급과 수요의 복합성』(The Complexities of Physician Supply and Demand: Projections From 2019 to 2034)에 따르면 2034년까지 미국 내에서만 전공부문의 의사가 37,800~124,000명 부족할 것으로 추산했고, 1차 진료 의사는 17,800~48,000명 부족하리라 내다봤다.

2021년 6월 11일 미국의과대학협회는 미국에서 활동하는 의사 5명 중 2명 이상이 향후 10년 안에 65세 이상이 된다고 추산하고, 이들 역시 베이비부머 세대로 은퇴를 준비하게 될 것이며, 코로나 팬데믹 시기를 거치면서 과로와 스트레스로 근무시간을 줄이거나 은퇴를 서두를 예정이라고 전망했다.

50% 증가한 NP 수요, 11만 5천 개의 일자리가 열린다

노령 인구 증가와 전 국민 의료보험 가입을 위한 길이 열리면서 미국의 의료 시스템은 폭발적으로 늘어나는 의료 수요를 충족해야 하는 상황이 되었지만 의사의 공급은 여전히 부족하다. 따라서 의사 중심의 환자 진료 및 치료는 늘어나는 수요를 만족시키지 못하므로 NP는 절대적으로 의사가 부족한 미국의 의료 현실에 대한 현실적인 대안으로 손꼽힌다.

2011년에 스타닉 헛(Stanik-Hutt)과 10명의 연구진은 37개의 연구논문에 대한 메타분석을 통해서 NP가 수준 높은 진료를 제공하고, 최적의 환자 진료 결과를 도출하며, 입원 및 재입원 위험을 감소시킨다는 결론을 내렸다. 이는 NP의 진료가 의사의 진료 및 치료가 제공하는 효과와 크게 다르지 않다는 내용의 발표였다. (Stanik-Hutt 외 10인, 2011)[*]

위 연구 결과에서 알 수 있듯 NP의 역할과 생산성은 의사와 별 차이가 없지만 NP의 보수는 의사의 2분의 1 또는 3분의 1이므로 각종 의료 기관들은 NP 채용으로 의료 비용 절감이 가능해진다. 따라서 미국 NP 수요는 필연적으로 늘 수밖에 없다.

미국 노동통계국은 2020년에서 2030년 사이에 NP 고용이 52.2% 증가할 것으로 예상한다. 이 기간에 약 114,900개의 일자리가 열릴 것이다. 이런 점에서 NP라는 직업은 안정성과 미래 직업 전망을 함께 보장하는 몇 안 되는 기회이다. 도전해보고 싶지 않은가?

---

[*] Newhouse, R. P., Stanik-Hutt, J., White, K. M., Johantgen, M., Bass, E. B., Zangaro, G., Wilson, R. F., Fountain, L., Steinwachs, D. M., Heindel, L., & Weiner, J. P. (2011). Advanced practice nurse outcomes 1990-2008: a systematic review. Nursing economic$, 29(5), 230-251.

진찰 및 진료, 약 처방, 검사, 치료 처방까지… 독립성과 다양성 보장

미국에서 NP는 석사 또는 박사 수준의 고급 교육을 받은 상급 간호사이며 진찰, 진단 검사 오더 및 해석, 약물 및 치료 처방, 환자 교육 제공 등을 통해 환자 상태를 진단 및 관리한다. 쉽게 설명하면 의사 역할을 할 수 있는 전문간호사를 의미한다.

제공 서비스

미국전문간호사협회는 NP가 자율적으로 또는 의사와 협력하여 아래 사항을 포함해 모든 범위의 1차, 급성 및 전문의료서비스를 제공한다고 명시했다.

- 실험실 작업 및 엑스레이와 같은 진단 검사 오더 및 해석
- 당뇨병, 고혈압, 감염 및 부상과 같은 급성 및 만성 질환 진단

및 치료

- 약물 및 기타 치료법 처방
- 환자의 전반적인 치료 관리
- 상담
- 질병 예방과 건강 및 생활 방식 선택에 관한 환자 교육

각 주의 간호법은 NP의 역할과 권한을 명시하고 있다. NP가 의사의 관리 및 감독 없이 진찰, 진단 검사 오더 및 해석, 약물 및 치료 처방을 독립적으로 수행하는 것을 'NP 완전 독립 진료 권한'(Full Practice Authority)이라고 한다. 현재까지 27개 주, 워싱턴 D.C. 그리고 미국령 괌과 북마리아나제도에서 NP에게 완전 독립 진료 권한을 주었다. (자세한 내용은 2장을 참고하자.)

다양성을 보장받는 NP

자신이 원하는 전공과목을 선택해 학교에 갈 수 있고, 졸업 후에는 원하는 전공과목을 진료하는 NP가 될 수 있다. 나는 정신과 NP를 원했으므로 정신과 NP 프로그램에서 공부한 후 정신과 NP가 되었다.

미국 내 NP 진료 전문과목은 급성치료, 성인과, 가족과, 노인과, 신생아과, 종양학과, 소아과, 정신건강과 및 부인과이다. 또한 NP 세부 진료 과목[1]은 알레르기 및 면역학과, 심혈관내과, 피부과, 응급과, 내분비과, 위장내과, 혈액학과, 종양학과, 신경학과, 직업건

강과, 정형외과, 호흡기과, 스포츠의학과 및 비뇨기과이다.

NP에게는 다양한 의료 기관에서 일할 기회가 주어진다. 원하는 장소, 병원에서 일할 수 있는 것이다. 병원, 응급실, 개인 개업의사, 널싱홈(양로 병원), 공중보건, 학교, 감옥, 마약재발방지센터, 비만관리클리닉, 가정방문, 보험회사, 재활센터, 군대, 대학교, 지역사회 클리닉, 인디언보호구역, 국군병원, 어린이캠프, 급성 진료, 원격 진료, 비대면 의료지원팀 등에서 근무할 수 있고 자신의 클리닉을 오픈할 수도 있다.

미국 의료 시스템에서 NP는 지난 50년 동안 환자의 건강을 전인적으로 관리하고 예방치료를 하는 등의 고품질 의료서비스를 제공해왔다. NP 의료서비스를 받는 환자들은 만족도가 높다. 효율적인 의료 비용으로 질 높은 의료서비스를 제공하는 NP는 각 의료 기관이 선호할 뿐만 아니라 1차 진료 의사 부족 현실을 극복하는 대안이다.

---

1) NP를 관리 감독하는 의사(슈퍼바이저)가 알레르기과 전문의이면, 감독을 받는 NP는 성인과 NP이면서 동시에 알레르기 과목을 진료할 수 있다. 즉, NP의 슈퍼바이저가 세부적으로 어떤 전문 분야에 있는가에 따라 NP의 진료 과목이 달라지고 세분화된다.

미국 영주권 취득의 황금 열쇠, 전문간호사(NP)

외국인이 미국에서 간호사(Registered Nurse: 이하 RN) 또는 여러 다른 직업을 가지고 일하려면 합법적인 신분이 필요하다. 즉, 미국이라는 나라에서 외국인에게 법적 자격을 인정하고 권리를 부여해야 외국인이 합법적으로 근로를 제공하고 체류할 수 있다. 미국에서 꿈을 펼치려면 반드시 합법적인 신분을 먼저 취득해야 한다. RN 및 NP는 다른 직종에 비해 취업 이민 비자나 영주권을 쉽게 취득할 수 있다. 특히 RN과 달리 미국 NP는 미국에서 NP 과정을 마치고 취직 준비를 하는 경우가 많다.

미국 NP가 영주권을 취득하는 과정을 알아보고, 취업이민 전략을 세워보자.

NP가 미국에서 영주권 취득이 쉬운 이유

스케줄 A(Schedule A)라는 직업 분류 목록을 보자. 스케줄 A는 자국 근로자가 충분하지 않아 외국인 노동자가 유입되더라도 자국인에게 부정적인 영향을 미치지 않는다고 미국 노동부에서 지정한 직업 분류 목록이다.

일반적으로 노동부는 고용주에게 노동허가서(외국인 근로자 채용을 허가하는 문서)를 발급하기 위해 각종 요구사항을 제시한다. 예를 들어 외국인 근로자를 채용하려면 고용주는 구인광고를 해야 한다. 이는 미국 내 근로자에게 우선적인 구직 기회를 주고자 함이고, 이때 미국 내 근로자가 지원하지 않거나 자격이 맞지 않는 사람들이 지원해 인력 수급에 지속적인 문제가 있기에 외국인 근로자의 필요성과 당위성을 노동부에 전달하는 것이다.

하지만 스케줄 A에 속하는 직업들은 노동허가서를 받는 절차를 생략한다. 이는 영주권 취득 기간을 6개월~1년 단축시키는 효과가 있다. 현재 간호사와 물리치료사 그리고 특출한 능력의 소유자(세계적인 과학자, 연구자, 글로벌 기업 중진들) 정도가 스케줄 A에 해당한다. 미국 NP도 간호사이기 때문에 스케줄 A로 분류되므로 노동허가서를 받을 필요가 없다.

미국의 이민 프로그램은 대략 3가지로 구분되는데, 가족 초청 이민, 취업 이민, 투자 이민이 있다. 이 중 NP는 취업 이민 프로그램(Employment Based Visa: EB)을 통해 영주권을 취득하는데, 취업 이민 프로그램에는 학력과 경력 조건에 따라 취업 이민 1순위(EB-1),

2순위(EB-2), 3순위(EB-3), 4순위(EB-4)가 있다. 1순위에는 과학, 예술, 체육, 교육 분야에서 탁월한 능력을 지닌 소유자, 저명 교수 및 연구원, 다국적 기업의 임원 등이 해당된다. 2순위는 석사 이상의 전문가, 3순위는 학사 이상의 전문직 또는 숙련공, 4순위는 종교 종사자가 속한다. 미국 NP는 석사 이상의 간호사이므로 취업 이민 2순위, 미국 RN은 취업 이민 3순위에 속한다.

2순위의 장점은 3순위보다 영주권 수속 기간이 비교적 짧다는 점과 취업 이민 신청과 동시에 신분 조정 절차, 즉 영주권 신청을 할 수 있다는 점이다. 유학생 신분으로 미국 내에서 영주권 수속을 진행한다면 기존의 유학생 비자가 만료되더라도 비자 연장 없이 미국에서 체류할 수 있는데, 미국 NP 과정을 졸업한 간호사 역시 유학생 신분이기에 상당히 파격적인 셈이다. 유학생 신분을 유지하려고 학교를 다니지 않아도 되니 불필요한 학비도 들지 않는다. 또한, 영주권 취득 전에 취업 허가증(Work Permit)이 나오면 취업해 일할 수도 있고, 여행허가증을 신청해 한국을 방문할 수도 있다. 따라서 2순위에 해당하는 미국 NP는 위와 같은 혜택을 받으면서 영주권을 취득할 수 있다.

비자 스크린: 영주권 취득을 위한 최소한의 자격

비자 스크린(Visa Screen)은 미국에서 일하기 위해 취업 비자를 원하는 의료 전문가를 위한 종합 심사 서비스이다. 외국간호학교졸업생위원회(The Commission on Graduates of Foreign Nursing Schools: CGFNS)

는 미국국토안보부의 승인을 받아 7개의 외국 의료 전문직(간호사,

작업 치료사, 물리치료사, 음성 언어 병리학자 및 청각학자, 임상실험실 기술자, 임

상실험실 과학자, 보조의사)의 자격을 검증하는 유일한 기관이다.

　　비자 스크린을 성공적으로 통과한 신청자는 CGFNS 산하의 국

제의료직업위원회(International Commission on Healthcare Professions:

➔ 간호사 자격 통과를 위한 최소 요건

영어 능력 시험 (English Competency Tests)	간호사 및 학사 학위 수준 의료 종사자를 위한 최소 요구 점수 (Registered Nurses and other B.S. level Health Care Workers)
Cambridge Assessment English: B2 First, C1 Advanced, or C2 qualifications exams	Cambridge English Scale 176 overall and 185 Speaking
Test of English as a Foreign Language(TOEFL) Paper-delivered Test	540
TOEFL Internet-Based Test	81 with minimum of 57 on Reading, Listening, and Writing and 24 on Speaking
TOEIC(Listening and Reading)	725
TOEIC(Speaking/Writing)	160 Speaking/150 Writing
International English Language Testing System(IELTS)	6.5 academic with minimum of 7 on Speaking
Michigan English Test(MET)	Overall 55; minimum Speaking section score of 55
Occupational English Test(OET)	OET Grade C+ for Reading, Writing, and ListeningOET Grade B for Speaking
Pearson PTE Academic	55, no section below 50

출처: 미국 보건복지부 건강 자원 및 서비스 관리부
www.hrsa.gov/office-global-health/foreign-healthcare-worker-requirements

ICHP)의 공식 인증서를 받는데, 이는 훈련, 면허 및 영어 숙련도에 대해 전문 역할이 가능한 수준으로 연방 정부의 최소 요건을 충족했음을 뜻한다. 또한, 간호사는 CGFNS 자격 시험 또는 간호사 자격시험(National Council of licensure Examination-Registered Nurse: NCLEX-RN)을 성공적으로 통과해야 한다. 즉, 학력 증명, 한국 간호사 면허증, 미국 간호사 면허증 및 영어 실력 증명이 필요하다. 영어 실력은 말하기와 쓰기를 모두 테스트한다.

2022년 5월 기준, 미국 보건복지부 건강 자원 및 서비스 관리부(U.S. Department of Health Resources & Services Administration: HRSA)가 제시한 최소 요구 점수는 왼쪽 표와 같다. 아래에서 하나를 골라 시험을 치르는데, 한국에서는 주로 토플 및 IELTS를 선택하여 준비하는 편이다.

영어 시험이 면제되는 조건

비자 스크린 신청자가 영어를 쓰는 5개국(영국, 호주, 퀘벡 제외한 캐나다, 뉴질랜드, 아일랜드 또는 미국)에서 초급 전문 교육(간호학사 학위 교육)을 영어로 된 교재를 쓰면서 영어로 교육을 받았다면 영어 시험은 면제된다. 미국에서 NLNAC(National League for Nursing Accreditation Commission)나 CCNE(Commission Collegiate Nursing Education)로부터 인정받은 미국간호대학에서 졸업한 경우 교육 검토 및 영어 시험 없이 비자 스크린 증명서만 신청하면 된다.

미국 의료 현장의 간호사 부족 현상으로 외국인 간호사는 '스케줄 A' 직업군에 속하고, 취업 이민과 영주권의 기회가 열려 있다. 미국 NP도 간호사 직군에 들어가므로 이 기준이 적용된다. 이때 미국은 최소한의 조건, 즉 공인된 영어 능력 시험 성적과 한국의 학적, 한국 및 미국의 간호사 면허증을 요구한다. 한국 간호사가 미국 NP가 되는 과정에서 미국에서 공부하고 졸업했고, 미국의 석사 과정 입학을 위해 미국의 대학교에서 요구하는 영어 성적을 준비했으며, 미국 RN 면허 취득을 했다는 점을 고려할 때, 영어 성적과 간호사 면허 자체는 문제가 되진 않는다.

이처럼 미국 NP의 취업 이민 및 영주권 신청 및 취득 기간은 다른 직업에 비해 짧고, 취업 이민과 영주권을 동시에 신청할 수 있으다. 또 신청 기간에 취업을 할 수 있고, 여행도 다닐 수 있다는 장점이 있다. 미국에서 요구하는 조건에 부합한다면 짧은 시간 안에 영주권을 받을 수 있으므로, 미국 NP는 영주권 받기가 상대적으로 쉽다. 이런 점에서 미국 NP는 상당히 매력적이고 도전할 가치가 있다.

전반적인 취업 이민과 영주권 취득 절차, 그에 따른 용어와 개념, 취업 이민과 영주권 절차를 한국에서 진행 시 고려사항에 대해서는 5장에서 보다 자세히 설명한다.

영주권 취득의 첫걸음

1) 고용주 찾기: 취직하기

한국에서 온 간호사 및 미국 간호대학 유학생은 학생비자(F-1)로 미국 석사 및 석사 이상 NP 과정을 졸업한다. 막 졸업한 신규 NP는 1년의 OPT(Optional Practical Training: OPT) 기간에 합법적으로 일할 수 있다(어느 전공이든 미국에서 학사, 석사, 박사를 마치면 이민국에서 1년의 직업수련 기간을 인정한다). 1년의 OPT 기간 NP로 경험을 쌓으면서 미국에서 살 것인지 한국으로 귀국할지 생각해보는 NP도 있고, 공부를 더 하려고 박사 과정을 지원하는 NP도 있으며, 거취 고민이 끝나 미국에서 일하기로 마음먹은 NP도 있다.

대부분은 미국에서 NP로 취업하고자 하는데, 이때는 학생비자가 아닌 합법적인 신분, 즉 취업 이민 비자나 영주권이 필요하다. 이때 NP는 영주권 수속을 지원해줄 의향이 있는 고용주(영주권 스폰서)를 찾아야 한다. NP가 OPT를 했던 병원에서 영주권 지원을 받을 수도 있고, 구직 활동을 통해 새 병원에서 영주권 지원을 받을 수도 있다. 따라서 영주권 취득을 위한 첫걸음은 영주권 스폰서를 해줄 고용주를 찾는 일이다.

2) 변호사: 취업 이민 및 영주권 절차 상의

고용주, 즉 영주권 스폰서를 찾았다면 영주권 지원자 NP는 이민법 변호사와 취업 이민 및 영주권 수속을 진행할 수 있다. 이민 진행도 빨리 해주고, 성공 케이스도 많으면서, 변호사 비용도 합리적인 이민법 변호사를 누구나 선임하고 싶어 하지만, 나의 미국 생활 경험에 따르면, 쉬운 일이 아니다. 어떤 이민법 변호사가 좋다고 꼭 집어 말할 수는 없지만 어떤 변호사를 피해야 할지는 말해줄 수 있다.

첫째, 이민법을 전문으로 하지 않는 변호사. 이민법과 이민 관련 행정법을 전문적으로 매일 접해보지 않거나, 이민과 관련해 일하는 사람들(다른 이민 변호사 포함)과의 네트워크가 약해 새로운 정보 취합이 어려울 수 있다.

둘째, 항상 바쁘다고 하면서 영주권 지원자를 만날 시간도 없고, 만나도 미팅을 빨리 끝내려고만 하는 변호사.

셋째, 영주권 수속을 진행하는 동안, 영주권 지원자의 수속 상황을 자세히 알려주지 않고 기다리라고 하거나, 의사결정을 요구하는 변호사.

넷째, 이민 업무를 하기도 전에 먼저 변호사 비용을 청구한다든지, 변호사 비용을 일시불로 요구하는 변호사.

다섯째, 약속을 남발하는 변호사. 예를 들면, 영주권 지원자에게 '6개월 이내'에 영주권이 나오도록 도와준다고 약속하는 식.

여섯째, 모든 영주권 지원자는 영주권 지원 파일이나 그 파일의 복사본을 요구할 수 있는데, 그것을 주지 않은 변호사.

각 지원자는 아는 사람을 통해 소개받거나 광고나 신문 칼럼 등을 통해 알게 된 이민법 변호사를 선임하기 쉽다. 하지만 변호사 선임 전에 여러 사무실을 방문하여 상담 후 결정하길 바란다.

NP는 왜 이렇게
직업 만족도가 높을까?

우리 속담에 "평양감사도 자기가 싫으면 그만이다"라는 말이 있다. 미국 NP들의 직업적 조건이 아무리 좋더라도(높은 연봉, 밝은 미래 전망, 직업의 다양성 및 유동성, 그리고 약이나 검사의 처방권 보유와 같은 전문성), 정작 본인이 직업에 만족하지 않는다면 다시 한번 생각해볼 일이다.

2021년 여름, 10,778명의 간호사들을 대상으로 메드스캐이프에서 간호사 직업 만족도 조사를 했다. 직업간호사(LVN, LPN), 간호사(RN), 전문간호사(NP), 마취전문간호사(CRNA), 공인조산사(CMN), 임상전문간호사(CNS) 등 각 직군의 간호사들에게 처음으로 돌아가 직업을 구한다면 다시 간호사라는 직업을 선택할지에 대한 질문에 NP(2016명)의 78%가 "그렇다"라고 대답했다. 이는 마취전문간호사(380명)의 89%에 이어 두 번째로 높은 직업 만족도를 나타내는 수준이었다. 간호사(RN)는 72%가 그렇다고 대답했다. 이처럼 NP뿐만 아니라 다른 상급/전문간호사들의 직업 만족도도 상당히 높은 편이다.

물론 연봉도 높고, 근무환경도 좋으며, 직업 전망도 좋다면야 만족도가 높은 게 당연하겠지만, 그런 외적인 이유 외에 내적인 이유는 무엇일까 생각해본다. 내 경험을 바탕으로 이 직업에 만족하는 이유를 정리해보았다.

사실, 간호사는 미국뿐 아니라 전 세계에서 존경받는 직업 순위 10위 안에 많이 선정된다. 사람들의 건강, 안전 및 행복 증진을 위해 노력하는 과정에서 오는 내면의 만족이 크기 때문이다. 여러 종류의 간호사 중에서도 NP는 간호(Nursing)와 함께 약 처방 같은 진료권을 부여받기에 전인적으로 환자를 돌볼 수 있다. 의료 현장에서 간호사의 역할이 과소평가되거나 종종 제대로 대접받지 못할 때가 있지만, NP는 환자들뿐 아니라 동료 의료 종사자들에게도 존경받는 사례가 많다.

환자 중심적인 치료를 시행하는 NP는 환자의 말을 귀 기울여 듣고, 그들의 기대를 충족시키려고 노력하는 과정에서 만족스러운 치료 성과도 낸다. 환자의 이익을 우선으로 하는 간호직업 윤리를 지킨다. 이러한 역할을 하는 NP는 환자와 신뢰성 있는 유대관계를 맺을 수 있고, 환자들이 NP의 전문성을 믿기 때문에 진료하면서 상당한 보람도 느낀다.

NP는 이러한 신뢰를 바탕으로 환자 대상으로 맞춤 교육을 할 수 있는데, 개인 환자뿐만 아니라 어린이, 학생, 사회 초년생, 어른, 노인들과 같은 전 생애 주기에 걸친 다양한 사람에게 보건, 간호, 및 건강 교육을 할 수 있다. NP는 모든 연령대에 질병 관리, 질병 예방, 건강관리 교육을 할 수도 있다. 이럴 때 NP는 뿌듯함을 느끼기도 한다.

이처럼 전 연령대의 사람들이 건강하게 살 수 있도록 돕는 역할을 하기에 많은 사람에게 사랑과 존경을 받고, 그 과정에서 NP 자신도 자부심, 사랑, 보람 등과 같은 많은 긍정적인 감정을 느끼기에 이는 행복감으로 다가온다.

2장

미국 전문간호사,
도전을 위한 마인드셋

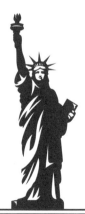

출신 학교와 영어에 대한
두려움을 버려라

먼 길을 가기 전에 우리는 신발 끈을 단단히 묶는다. 발이 불편하지 않아야 하면서도 넘어지지 않게 하려는 안전 조치이다. 2장에서는 미국 NP 도전을 위한 준비 및 마인드셋(마음가짐)에 대해 이야기해보려 한다.

출신 학교 열등의식 타파

코로나 팬데믹 전에 한국에 방문했을 무렵, 부산의 모 대학교에서 강연할 때였다. 한 학생이 이런 질문을 했다. "선생님, 지방대 나와서 미국에서 NP가 될 수 있을까요?" 학생은 고등학교 때 성적 1,2등급을 받았고, 당시 간호대학교에 다니는 중이었는데 다니는 학교를 나와 뭘 할 수 있을지 자신이 없는 듯했다.

학생의 우려와 걱정이 충분히 이해가 됐다. 내가 아는 한국 사회는 소위 SKY 혹은 '인서울' 출신에게 더 많은 기회가 제공되었고, 부와 권력은 불평등하게 분배되었기 때문이다. 학벌 중심의 한국 사회도 문제지만, 더 큰 문제는 대다수 한국인의 무의식 속에 열등감과 피해의식이 자리 잡고 있다는 사실이다. 한참 희망적이고, 진취적이며 도전적이어야 할 대학생 시절인데도 지방에서 대학을 다닌다는 이유로 뭔가에 도전하기 망설여진다는 이야기는 안타깝지만 현실이다.

그럼 출신 학교가 좋지 않다고 아무것도 안 하고 있을 텐가? 좋은 학교를 다니지 못해서 도전하기를 주저한다면 과거에도 졌고(좋은 학교를 못 가서), 현재에도 지고 있고(해보지도 않고 못 할 거라 단정하고 도전하지 않아서), 그래서 미래에도 진다는 결론이 나온다. 인생을 살아가며 무의식에 자리 잡은 열등감과 피해의식이 있다면 쓰레기통에 갖다 버려야 한다. 이것이 미국 NP에 도전하기에 앞서 해야 할 가장 중요한 마음의 준비이기도 하다.

그럼 어떻게 이 부정적인 의식을 폐기 처분할 수 있을까?

첫 번째, 먼저 자신을 알아야 한다. 내 안에 열등감이 있는지, 피해의식이 있는지, 아니면 이 둘이 함께 있는지 자신을 정직하게 직면하고 탐색해보자.

두 번째, 자신의 출신 학교가 좋지 않다는 생각이 들면 먼저 쿨하게 인정하자. 그러면 신기하게 피해의식도 자연스럽게 사라진다. 좋은 출신 학교는 고등학교 생활이 그 누구보다 치열했다는 뜻이니까. 독서실에 앉아 3년 내내 쌍코피를 흘리면서 공부했을 수도 있고, 수능시험을 치는 날 운이 좋아 시험을 잘 보고 성적이 높게 나왔을 수도 있고, 부모님의 여력이 충분해 고등학교 내내 전 과목 족집게 과외를 받았을 수도 있다. 어쨌든 그들은 좋은 학교에 들어가 졸업했다. 그것이 현실임을 일단 인정하자.

세 번째, 이제 그 열등감과 피해의식을 쓰레기통에 버리자. 2등 학교를 다니는 사람은 1등 학교에 못 가서 열등의식이 있고, 3등 학교 다니는 사람은 2등 학교를 못 가서 열등의식이 있다. 지방에서 대학을 다니는 사람은 서울에 있는 대학을 못 가서 열등감이 있다. 그렇지만 이렇게 생각한다면 한국에서 1등 대학교에 다니더라도 외국의 최상위 대학교에 다니지 못해 열등의식이 있을 수 있다. 이렇게 생각하면 어떠한 상황에서도 긍정적인 생각을 할 수 없고 부정적인 생각이 꼬리에 꼬리를 물고 일어난다.

네 번째, 미국 NP 도전은 한국이 아닌 미국이라는 '새 무대'에 올라가는 것이므로 한국의 출신 학교와는 별 상관이 없음을 기억하라.

다섯 번째, 도전하라. 출신 학교는 20대가 되기 전의 학력으로 결정된 것이다. 즉, 20대 이후의 도전에 대한 결과는 아무도 모른다. 또한 출신 학교가 좋다는 것은 성공할 확률이 높다는 것이지 반드시 성공한다는 의미는 아니다. 간호사 분야는 학사만 있는 것이 아니라 석사, 박사 등 계속 공부가 필요하고 향후 많은 진로로 길이 열려 있다.

영어에 대한 두려움을 던져버려라

미국이라는 새 무대에 올라가려면 영어는 필수다. 미국에서 잘 생활하기 위해 그리고 미국 NP라는 전문적인 직업을 수행하려면 반드시 필요한 도구다. 그렇지만 많은 한국인이 영어에 대한 막연한 두려움을 가지고 있다. 한국의 간호사들이 미국에서 간호사로 일하고 싶었지만 영어 때문에 포기했다는 이야기를 수차례 들었다. 또한, 미국에 사는 사람 중에도 영어에 대한 두려움이 있는 사람들이 많다.

나는 미국 NP 도전에 앞서 영어에 대한 실체 없는 두려움을 과감히 던져버리라고 조언한다. 두려움이란 우리에게 나쁜 일이 일어날 것 같아 걱정되는 부정적인 감정을 말한다. 주로 어떤 현상이나 사물을 잘 알지 못하거나 경험하지 못해 일어나는 걱정이다.

'영어 발음이 틀리면 어떻게 하지? 내가 하는 말을 못 알아들으면 어떻게 하지? 상대가 하는 말을 못 알아들으면 어떻게 하지? 말하다가 중요한 단어가 기억나지 않으면 어떻게 하지?'라는 생각은 두려움을 자아낸다. 한국에서 영어 공부는 주로 읽기와 듣기 위주이므로 시험을 잘 보더라도 영어로 의사소통을 잘하는 사람이 많지 않다.

하지만 미국에서 영어를 사용하는 목적은 '의사소통'에 있다. 언어가 아니더라도 행동과 눈빛으로 의사소통이 가능하므로 긍정적으로 생각하면 된다. 한국의 출신 학교가 좋지 않더라도 영어로 의사소통이 된다면 미국에서는 얼마든지 기회가 열려 있다는 이야기이다. 영어로 소통을 잘하려면 영어를 정복 대상으로 보지 말고, 영어와 절친한 친구가 되길 권한다. 무엇보다 나와 영어와의 관계가 재미있어야 한다.

나는 97학번이었는데 부산에 있는 지방대를 1년 다녔고, 서울에 있는 2년제 전문대학 야간학부를 마쳤다. 그때 회사를 다니면서 대학교 졸업을 한 사원과 나는 두세 살밖에 차이가 안 났지만 처우가 많이 달라 상당이 자존심이 상했다. 열등의식은 있었다. 그렇지만 대학교를 나온 사원들에게 피해의식은 갖지 않았다. 나는 고등학교 때 열심히 안 했으니까.

이 글을 쓰면서 출신대학을 밝히는 이유는 누구나 미국 NP에 도전할 수 있다고 이야기해주고 싶었기 때문이다. 오히려 출신대학이 좋지 않아 열등의식을 느껴 보았고, 나의 주제와 위치를 정확히 파악했으므로 미국에서 더 열심히 할 수 있었다.

NP의 정의와 업무 범위 및
역사적 배경

간호사에게 NP는 낯선 직업이 아니지만, 아직도 미국에 사는 많은 한인과 한국의 독자들은 NP가 무엇인지 잘 모를 것이다. 따라서 NP가 무엇이고, 어떤 종류가 있으며, 역사적으로 어떻게 나오게 되었는지 좀 더 자세히 다루어 보겠다.

NP는 무엇인가

NP는 미국에 있는 4개의 임상(실무) 전문간호사 또는 상급 간호사(Advanced Practice Registered Nurse: APRN) 중 하나다. APRN의 나머지 3개는 마취전문간호사(Certified Registered Nurse Anesthetist, CRNA), 공인조산사(Certified Nurse-Midwife: CNM), 임상전문간호사(Clinical Nurse Specialist: CNS)이다. NP는 보조의사(Physician Assist: PA)와 함께 중간의료진(Mid-Level Provider)으로 불리기도 한다.

미국에서 NP는 각 주의 간호법에 의해 자격 요건이 정해지고, 권한을 부여받는 전문간호사이다. 미국 전역에서 NP가 될 수 있는 공통적인 자격 요건은 다음과 같다.

1) 각 주 간호국(Board of Nursing)에서 공인한 정식간호사(RN)이어야 한다.
2) 각 주 간호국에서 발급하는 NP 라이센스(Nurse Practitioner License)를 소지해야 한다.
3) 미국 내 공인 기관에서 발급하는 각 임상 분야의 자격증(Nurse Practitioner Certification)을 소지해야 한다.
4) 각 임상 분야에서 석사 이상의 전문 지식을 교육받고 간호국에서 정한 시간 이상의 임상 훈련을 받아야 한다.

간단히 정리하면, 의사 역할을 할 수 있도록 석사 이상 또는 박사 과정의 교육과 훈련, 즉 NP 프로그램을 졸업하고 자격 시험을 통과한 간호사라고 할 수 있겠다.

NP는 무슨 일을 하는가

NP의 역할과 권한은 각 주의 간호법으로 정해져 있는데, NP는 환자를 진찰, 진료, 치료, 처방할 수 있고 병원을 개원할 수 있다. NP가 이러한 역할을 의사의 감독 없이 독립적으로 수행하는 것을 '완전 독립 진료 권한'(Full Practice Authority)이라고 하며 주마다 부여

정도가 다르다.

현재까지 27개주, 워싱턴 D.C., 그리고 미국령 괌과 북마리아나 제도에서 NP에게 완전 독립 진료 권한을 부여하였다. 이 중 캘리포니아 주는 2023년 1월 1일 부터 NP에게 완전 독립 진료 권한을 부여하는 법 Assembly Bill 890 (AB 890)을 시행하고 있는데 (이 법의) 완전한 적용은 2026년이 될 예정이다.

➔ 주별 NP 진료 권한

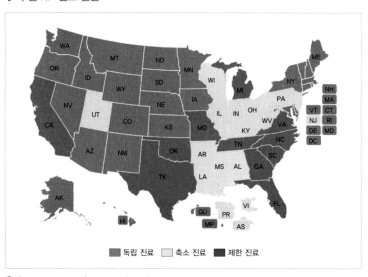

출처: www.aanp.org/advocacy/state/state-practice-environment

위 그림에서 보면, 완전 독립 진료 권한을 부여하지 않는 주에서는 NP에게 축소 진료 권한(Reduced Practice) 또는 제한 진료 권한(Restricted Practice)을 승인하는데, 이는 NP가 환자를 볼 때 의사의 관리, 감독, 지시를 받아 협진을 해야 함을 명시하고, 일하는 범위와 장소를 제한한다는 공통점이 있다. 이러한 제한된 법적 여건 아래 NP는 표준화된 업무 계약서(Standardized Procedure: SP)에서 명시된 사항에 대해서만 의료 행위를 할 수 있다. SP는 NP 개인 또는 직군마다 다를 수 있는데, 그것은 개인의 교육, 훈련 그리고 경력에 차이가 있고, 직장에서 NP의 권한을 주 법에서 부여하는 것보다 제한할 수 있으며, NP를 감독하는 의사가 원하는 것이 다를 수 있기 때문이다.

예를 들면 캘리포니아 간호법은 NP의 업무가 의료법에 따른 의사의 의료 행위/업무와 겹칠 수 있음을 인식하고, NP의 역할과 권한을 법적으로 보장하려면 표준화된 SP가 있어야 한다고 명시한다. 한국의 실정과 달라도 너무 다른 미국 간호사에 대한 사회적 인식과 보호 시스템에 대해 알 수 있다. 자세한 내용은 "[부록] 등록 간호사(RN)와 임상 전문간호사(NP) 업무 범위 및 실무"를 참고하기 바란다.

NP의 종류

NP는 어떤 환자를 보는지 궁금할 것이다. NP의 전문 진료 과목은 어떤 교육과 훈련을 받았는지에 따라 달라지고, 각 전문 과목에는 각기 필요한 자격증이 있다. 각 전문 과목 자격증을 가진 NP는 다음 의료 현장에서 진료서비스를 제공한다. 각각을 살펴보자.

1) 내과/가정과 NP(Family Nurse Practitioner: FNP)

2) 외래 성인과 NP(Adult Nurse Practitioner: ANP)

3) 외래 성인 및 노인과 NP(Adult Gerontology Nurse Practitioner-Primary: AGNP)

4) 급성 성인 및 노인과 NP(Adult Gerontology Acute Care Nurse Practitioner: AGACNP)

5) 외래 노인과 NP(Gerontology Nurse Practitioner: GNP)

6) 외래 어린이과 NP(Pediatric Primary Care Nurse Practitioner: PPCNP)

7) 급성 어린이과 NP(Pediatric Acute Care Nurse Practitioner: PACNP)

8) 부인과 NP(Women's Health Nurse Practitioners: WHNP)

9) 급성 진료 NP(Acute Care Nurse Practitioner: ACNP)

10) 신생아과 NP(Neonatal Nurse Practitioner: NNP)

11) 정신과 NP(Psychiatric Mental Health Nurse Practitioner: PMHNP)

각 진료 과목에서도 알 수 있듯 급성 진료를 하려면 급성 진료과 자격증이 있거나 그에 상응하는 훈련과 교육을 받고 의사의 감독 아래 환자를 볼 수 있다. 예를 들면, 정신과 NP가 되려면 PMHNP 프로그램을 마쳐야 한다.

NP 면허(license)는 어떤 전공과목 NP 프로그램을 마쳤는가와는 상관없이 주 간호국에 신청해 받는다. NP 자격증은 각 전공과목의 NP 프로그램을 졸업한 NP가 간호국에서 공인한 기관에서 전공과목 시험을 보고 통과해야만 받을 수 있다. 정신과 NP 프로그램을 공부한 NP가 내과 NP 자격증 시험을 칠 수 없다는 말이다. 이 자격증 시험을 '보드 시험'이라고 하는데, 이 시험을 통과한 사람은 NP 뒤에 BC(board Certified) 또는 C(Certified)를 쓸 수 있다. 예를 들면 FNP일 경우, FNP-BC 또는 FNP-C라고 표기한다.

NP의 역사적 배경

미국에서 간호사가 의료 행위를 할 수 있도록 허용한 NP라는 직업은 언제, 어떤 배경으로 탄생했을까?

1960대 초 미국은 흑인 인권 운동, 케네디 대통령 암살 사건, 베트남 전쟁 반대 운동, 우주 개발 등 상당히 불확실하면서도 역동적인 시간을 보내고 있었다. 그중에 가난과 인종 차별 타파를 목적으로 하는 사회개혁 프로그램이었던 '위대한 사회(Great Society)'는 가난한 이의 교육과 의료 문제를 해결하려고 힘을 기울였다. 가장 규모 있고, 지속적인 연방 보조 프로그램은 1965년에 보건 분야에서 시작됐는데, 노인 치료비를 부담하고(Medicare, 메디케어), 저소득층을 돕기 위한 의료 보조(Medicaid, 메디케이드)가 그것이었다. 개인과 가정을 지원하는 이러한 연방 정부의 정책 대부분은 1960년대 존슨 행정부의 '빈곤 퇴치' 계획에서 시작되었다.

미국 정부는 소외 계층에 의료서비스를 지원할 의료진이 필요했고, 진취적인 간호사들은 전통적인 간호사 업무 이상의 무언가를 원했다. 그들은 전문적인 교육과 훈련을 받아 간호 업무를 더욱 전문화하고 자신의 역할을 확장하고 싶어 했다. 콜로라도 주립대학의 간호과 교수 로레타 포드(Loretta Ford)와 소아과 의사 헨리 실버(Henry Silver)는 당면한 의료 및 보건 문제 해결을 위해 질병 중심 진료가 아닌 간호 중심 혹은 건강 증진 서비스 중심으로 패러다임을 바꾸길 원했다. 그렇게 해서 1965년에 그들은 역사상 처음으로 전문간호사(Nurse Practitioner)라는 역할을 만들어낸 것이다. 이것은 역사적으로 간호사가 임상적으로 전문적인 역할을 수행할 길을 열어주었고, 간호 업무가 전반적인 건강 및 보건의 중심에 서는 발판을 마련하는 계기가 되었다. 이후에 간호, 보건, 의료 개혁을 시도하는 후배들에게 로레타 포드와 헨리 실버는 선구적 역할을 했고 그들의 개혁은 지금도 진행 중이다.

간호계의 전설, 로레타 포트는 한 인터뷰에서 NP라는 직업을 만들 때를 회상하며 이렇게 말했다. "의사 부족 현상만을 보려 하지 않았고, 사람들에게 필요한 것이 무엇인지, 누가 그 필요한 것을 해결해줄 수 있을지를 적극 알릴 수 있는 기회라고 생각했습니다." "(혼란하고, 좋지 않았던) 당시 사회 상황은 우리에게 상당히 유용했는데, 혼란은 변화를 시도할 수 있는 좋은 기회이기 때문이죠."

이처럼 미국 NP의 역사는 짧지만, 커다란 기회가 되어 우리를 기다리고 있으며 발전 가능성 역시 큰 분야이다.

한 번에 정리하는
NP되기 3단계 프로세스

앞 장에서는 NP에 대해 전반적인 사항과 NP가 생긴 역사적 배경을 알아보았다. 이제 도전할 준비가 된 여러분에게 NP가 되는 구체적인 과정에 대해 알려주고 싶다.

1단계 NP가 되려면 먼저 RN이어야 한다

앞에서 설명했듯 NP는 전문화된 교육과 훈련을 받은 후 일부분 의사의 역할도 수행할 수 있는 RN(간호사)이다. 즉, NP의 근간은 RN이므로 NP가 되려면 먼저 RN이 되어야 한다. 그리고 RN이 되려면 각 주 간호국에서 인정한 학교의 간호학과를 졸업하고 간호사 자격 시험(National Council of licensure Examination-Registered Nurse: NCLEX-RN)을 통과해야 한다. 이 시험을 치를 자격은 각 주에서 인정한 학교의 간호학과를 졸업한 사람에게 주어진다. 또한, 세계 각

지에서 공부하고 간호사가 된 사람도 이 시험에 응시할 자격이 있다. 다만 미국 어떤 주에서 시험을 치고 면허를 받을 것인지는 응시자의 여건에 맞게 결정하면 된다.

미국에서 RN이 되는 방법은 다양하다. 간호학이 여러 학위에 걸쳐 있으므로 간호사가 되길 희망하는 다양한 연령대 사람들에게는 간호 교육을 받을 기회가 열려 있다. 더 전문적인 직무를 수행하고 싶은 기존 간호사들에게도 수준 높은 교육 현장으로 유연하게 진입할 수 있게 하는 다양한 교육 기회를 제공한다. 미국 내 간호학과는 2년제 대학교(Community College/City college) 과정과 4년제 대학교 과정 그리고 석사 과정이 있다.

2년제 대학교의 간호학과는 2년 동안 집중적으로 간호학 전공을 공부한다. 이 2년제 대학교 간호학과를 들어가려면 해부학, 생물학, 생리학 및 일반 교양 과목의 선수과목을 이수해야 하기에 실제로 2년제 대학교 졸업에는 적어도 3년에서 4년이 걸린다. 선수과목을 이수하는 데에 1~2년 정도 시간이 걸리는 것은 과학 과목들을 한 학기에 한꺼번에 들을 수 없기 때문이다. 예를 들면, 해부학을 먼저 이수해야 생리학을 들을 수 있다는 식으로 커리큘럼이 짜여 있다.

4년제 대학교에서 간호학과는 일반 종합대학에 속하는데, 한국에 있는 간호학과와 유사하다. 그리고 2년제 대학교를 나온 RN이 지원할 수 있도록 간호학사 편입 프로그램(Registered Nurse to Bachelor Science in Nursing: RN to BSN Program)과, 다른 분야의 학사 학위를 가진 사람이 지원할 수 있는 집중 단기 간호학사 프로그램 (Accelerated Bachelor Science in Nursing Program: Accelerated BSN program) 이 있다. 위 두 프로그램에는 보통 1년에서 2년 정도의 시간이 소요된다.

석사 과정의 간호학과는 다른 분야의 학사 학위 또는 그 이상의 학위를 가진 사람이 RN이 될 수 있도록 설계된 석사 과정이다. 이는 제2의 직업을 찾아 간호사가 되고자 하는 사람에게 인기가 많지만, 이러한 과정을 개설한 학교는 아직 많지 않아 지원자 간 경쟁률이 높은 편이다.

미국에는 간호사라고 불리는 직군이 하나 더 있는데 직업/실무간호사(Licensed Practical Nurse: LPN, Licensed Vocational Nurse: LVN)이다. 직업/실무간호사는 직업 교육을 중심으로 하는 학교를 졸업한 후 직업/실무간호사 자격 시험(National Council of licensure Examination-Practical Nurse: NCLEX-PN)을 통과해야 한다. 간호 직업 교육은 대략 1년에서 1년 반 정도 시간이 소요된다. 이때 LPN/LVN(직업/실무간호사)이 RN이 되려 한다면 2년제 또는 4년제 대학교 간호학과의 LVN to RN 프로그램을 이수하거나, 그렇지 않을 경우는 위에서 설명한 대로 각 주에서 인정한 간호학교에서 간호학과 신입생으로 들어가는 방법이 있다. 위에서 말한 여러 레벨의 학교 중 하나를 졸업하고 NCLEX-RN 시험을 통과하면 RN이 된다.

2단계 NP 되기 프로세스

RN으로 병원, 클리닉 및 공공기관 등에서 일하고 있다는 것은 1단계를 잘 마쳤다는 의미다. 위에서는 학위가 달라도 RN으로 일을 할 수 있다고 했는데, 각 학위에 따라 직장에서 일할 때 보수나 처우가 다르지 않을까 생각할 수도 있다. 하지만 2년제, 4년제, 석사 과정을 나온 3명의 신입 간호사가 한 병원에서 같은 업무를 한다면 월급과 처우가 동일하다. 다만, 현재 캘리포니아의 병원들은 간호사를 뽑을 때 4년제 간호과 학위를 가진 간호사를 주로 뽑고, 기존의 2년제 간호 학위를 가진 간호사들이 4년제 간호 학위를 받을 수 있도록 장려하고 지원한다. 그리고 전반적으로 간호사들의 학력이 높아지는 추세이다.

NP가 되려면 NP 프로그램, 즉 포스트 석사 자격증(Post Master Certificate) 프로그램 이수 후 졸업을 해야 하는데, 이 프로그램 안에는 각 주에서 정한 훈련 시간도 포함되어 있다. 예를 들면, 캘리포니아는 실습 500시간이 필요하다. 포스트 석사 자격증은 간호학 석사 과정 후 지원한다. 예를 들면 A라는 학교에서 간호학 석사를 졸업하고 A 학교 NP 프로그램에 갈 수도 있고, B 학교 NP 프로그램에 갈 수도 있다. 또는 석사 과정과 NP 프로그램을 동시에 마칠 수 있는 학교도 있다.

NP 프로그램 지원은 간호사가 각각 전문 진료 과목을 정한다는 의미일까? RN은 자신이 일하는 분야의 전문과목을 선택할 수도 있고, 특별히 자신이 좋아하고 돕고 싶은 마음이 있는 곳에 지원할 수도 있다. 그럼 어느 정도 경력이 있어야 NP 프로그램에 지원할 수 있을까? 어떤 학교는 지원하는 전문 분야에서 1년 경력을 요구하지만, 특별히 경력 조건이 필요하지 않은 경우도 있다. 이는 각 RN의 상황 및 조건과 바람에 맞게 지원할 수 있다는 장점도 된다. 특히 코로나 팬데믹 이후 많은 학교가 비대면 수업을 하고 있고, 어떤 학교는 비대면으로만 수업하기도 한다. 이는 RN으로 직장생활을 하고 아이들을 키우면서 NP 프로그램을 공부할 수 있는 절호의 기회이다.

3단계 NP 근무를 위한 필수 자격과 절차

미국에서 NP로 일하려면 여러 고유번호가 필요하다. 그에 따라 면허와 자격 및 권한이 주어지기 때문이다. 이 고유번호는 다음과 같다.

1) NP 라이센스(NP License) 및 일반약 처방권(NP Furnishing)
2) NP 자격증(NP Certification)
3) 연방 마약 집행 및 관리국 번호(Drug Enforcement Administration number: DEA number), 즉 마약 처방권
4) 국가의료제공자(National Provider Identification: NPI) 등

각 주 간호국에서 인정한 NP 프로그램을 마친 RN은 간호국에 NP 면허(NP License)와 약 처방권(NP Furnishing Number)을 신청할 수

있고, 이 두 번호는 동일하다. 보통 6주에서 12주가 걸리는데, 각학교에서 보내는 지원자의 성적과 졸업 여부를 간호국에서 검토해야 하기 때문이다. NP 자격증 시험은 NP 프로그램을 마친 후 공부한 전공 분야 시험을 말하는데, 언제든지 응시할 수 있다. 보통 3개월 이내에 시험을 응시하는 것이 좋다고 권고하는데, 이는 학교 졸업 후에 시험 통과율이 가장 높기 때문이다. 미국에서 현재 NP 자격증이 없어도 NP 역할을 할 수 있는 주는 캘리포니아와 뉴욕, 이렇게 두 군데인데, 직장을 잡거나 의료 수가(酬價)를 청구할 때는 반드시 NP 자격증이 필요하므로 이것 없이 일하기는 어렵다. 위에 말한 NP 면허, 약 처방권을 신청하는 것과 NP 자격증 시험 응시는 동시에 할 수 있다.

반면에 마약 처방권(DEA Number)과 국가의료제공자번호(NPI number)는 NP 면허를 받은 후에 신청할 수 있다. 마약 처방권은 연방 마약 집행 및 관리국(DEA)에서 관리하고 NP가 어떤 레벨의 통증과 항정신성 약물, 즉 마약들을 줄 수 있는지를 규정한다. 마약 처방권은 신청 후 3~4주 후에 받을 수 있다. 최근 업데이트 된 정보에 따르면 마약 처방권 신청 시 개인의 집 주소를 쓰면 신청이 반려되며, 신청비 880불도 돌려주지 않는다. 최근에는 마약 처방권 카드를 이메일로만 보낸다.

NPI 번호는 10자리로 된 의료인 고유번호로, "건강보험 이전과 책임에 관한 법(Health Insurance Portability and Accountability Act: HIPPA)"에 따라 진료하고 의료 비용을 청구할 때 쓰는데 국가 계

면허 및 자격증	등록 및 신청
NP license and NP furnishing Number	각 주 간호국: 예를 들면 캘리포니아는 다음과 같다 www.rn.ca.gov/applicants/ad-pract.shtml#np
NP Certification	• The American Academy of Nurse Practitioners Certification Board(AANPCB) • The American Nurses Credentialing Center(ANCC) Certification Program • American Association of Critical-Care Nurses(AACN) Certification Corporation • The Pediatric Nursing Certification Board(PNCB) • National Certification Corporation(NCC)
DEA number	https://www.deadiversion.usdoj.gov/online_forms_apps.html
NPI number	https://nppes.cms.hhs.gov/#/

획 & 공급자 열거 시스템(National Plan & Provider Enumeration System: NPPES)에서 등록하여 신청한다. 각 번호 등록 및 신청 방법은 위 표에서 자세히 살펴볼 수 있다.

여기에선 NP가 되는 과정을 자세히 알아보았다. 미국 간호과의 종류는 무척 다양해, 일반적으로 고등학교에서 간호학과를 지원하는 학생부터 여러 연령대의 다양한 직업적 배경을 가진 사람들이 간호사가 되기를 원한다면 그에 맞는 간호사가 될 기회가 얼마든지 열려 있다. 미국 NP가 될 기회가 모두에게 열려 있기에, 미국 NP 도전은 충분히 가능한 일이다.

NP 타이틀 작성법

간호사 이름 뒤에 길고 긴 학위와 자격들(Credential)이 붙거나, 간호 전공서를 쓴 저자들 뒤에 붙은 학위와 자격들을 본 적이 있을 것이다. NP는 자기 이름 뒤에 그동안 공부했던 학위와 자격을 거의 매일 적는다. 예를 들면 약 처방을 할 때, 환자 진료 후 차팅할 때, 이메일 쓸 때 그리고 명함을 만들 때 등등.

신규 NP들이 자기 학위와 자격을 정확하게 쓰는 방식을 잘 몰라 이것에 대해 강의한 적도 있다. NP 이름 뒤에 학위, 자격들을 제대로 쓰는 것은 환자들 및 대중에게 어떤 자격으로 NP 업무를 수행하는지에 대한 정보를 알려줄 뿐만 아니라 같이 일하는 동료 의료진, 의료 수가를 지급하는 보험회사 및 정부 관계자가 담당 NP의 자격과 권한이 무엇인지 정확히 파악할 수 있으므로 상당히 중요하다.

미국간호사자격센터(American Nurses Credentialing Center: ANCC)에서는 다음과 같은 순서로 학위와 자격을 열거하라고 권한다.

1) 가장 높은 학위(Highest degree earned)

2) 면허(Licensure)

3) 주별 명칭 및 요구사항(State designation or requirement)

4) 자격 시험(National certifications)

5) 수상 경력(Awards and honors)

6) 그 외 경력(Other recognitions)

예를 들어 김미나라는 RN이 석사 과정을 마치고, 내과 NP(Family Nurse Practitioner: FNP) 프로그램을 졸업했고, ANCC에서 FNP 자격 시험을 통과했다면, Mina Kim, MSN, APRN, FNP-BC 또는 Mina Kim, MSN, NP, FNP-BC로 표기하는데 자세한 내용은 아래와 같다.

1) 가장 높은 학위, 면허: Master Science in Nursing: MSN

2-3) 면허 및 주별 명칭 및 요구사항: Advance Practice Registered Nurse: APRN or Nurse Practitioner; NP

4) 자격 시험: FNP-BC

5) 수상 경력: None

6) 그 외 경력: None

다른 예로, 전승미는 RN은 석사 과정 후 Acute Care Nurse Practitioner (ACNP) 자격증을 받았고, 또한 박사(Doctor of Nursing Practice: DNP) 도 받았다. 전승미 RN은 미국 심혈관계학회 주회원 AACC(Associate, American College of Cardiology)이고, FAANP(American Association of Nurse Practitioners)의 펠로우이기도 하다. 그렇다면 다음과 같이 표기한다.

Seongmi Jeon, DNP, RN, ACNP, AACC, FAANP.

1) 가장 높은 학위, 면허: Doctor of Nursing Practice: DNP

2-3) 면허 및 주별 명칭 및 요구사항: Registered Nurse: RN or Advance Practice Registered Nurse: APRN or Nurse Practitioner: NP

4) 자격 시험: Acute Care Nurse Practitioner(ACNP)

5) 수상 경력: AACC(Associate, American College of Cardiology), FAANP(American Association of Nurse Practitioners)

6) 그 외 경력: None

NP의 역할 확장과 진화
: 임상전문간호사 박사

NP는 일반적으로 알고 있는 NP 역할, 즉 의사처럼 환자 진료, 치료, 건강관리 및 예방 업무 외에 또 다른 일을 할 수 있는데, 이를 위해 어떤 학위가 필요한지 그리고 급변하는 의료환경 속에서 NP의 역할이 어떻게 확장되고 진화해 가는지 알아보자.

임상전문간호사 박사란 무엇인가?

미국에서 임상전문간호사 박사(DNP, Doctor of Nursing Practice)로는 4개의 임상(실무) 전문간호사 또는 상급간호사(Advanced Practice Registered Nurse: APRN)들이 지원하는 임상/실무의 최고 학위이다. 즉, 전문간호사(Nurse Practitioner, NP), 마취간호사(Certified Registered Nurse Anesthetist, CRNA), 공인조산사(Certified Nurse-Midwife: CNM), 임상전문간호사(Clinical Nurse Specialist: CNS)와 간호 석사 학위가 있는

간호사에게 기회가 주어진다.

DNP 프로그램은 보건 및 의료 환경 또는 기관에서 의료 및 간호 품질 개선 및 향상을 위해 연구된 결과물을 임상 및 실무에 적용하는 간호사 배출을 목적으로 한다. 이러한 일을 하는 DNP는 각 의료 기관에서 리더로 역할을 수행하고 의료 환경 변화를 주도한다. 한국에선 아직 이런 학위가 없다.

비교해볼 것이, 간호학 박사(Doctor of Philosophy Ph.D)인데, 이들은 새로운 간호 이론을 만들기도 하고, 현존하는 이론을 발전시키기도 하며, 재정립하는 연구를 한다. 주로 간호대학교에서 교수진으로 간호학과 학생들을 가르치고 간호, 의료, 보건 관련 연구를 주로 해 환자들과 직접적인 접촉이 없을 수도 있다. 반면에 임상전문간호사 박사는 임상 및 실무를 겸비한 최고 학위이다.

DNP 프로그램에 대해

2018년 4월 20일, 미국 NP 과정 교수진 모임(National Organization of Nurse Practitioner Faculties: NONPF)에서 2025년까지 기존의 대학원 석사 NP 과정을 박사 DNP 과정으로 바꾸는 계획을 발표했다. 급변하는 의료 현장, 복잡한 의료인 공급 구조에 대한 인식에서 비롯한 정책이다. 이에 따라 DNP 프로그램은 눈에 띄게 느는 추세다.

그렇다면 DNP 프로그램에는 어떤 것이 있는가? 석사 출신 RN, NP, CNS, CRNA, CMN들이 지원하는 DNP 프로그램이 있는데, 의료 현장의 교육, 임상, 관리 분야 리더를 양성하고, 여기에 경영학 석사나 공공보건학 학위를 더하기도 한다. 또는 NP 프로그램이 DNP 과정에 포함된 경우도 있다. 간호 학사 및 석사 학위 보유자가 NP 전공 분야를 정하고, 관련 면허와 자격증 취득과 동시에 DNP 학위를 받는 프로그램도 있다. 예를 들면, 내과 NP가 되는 과정인데 그것이 박사 과정에 있는 것이다.

DNP 프로그램은 직장인 RN 및 NP, CNS, CRNA, CMN이 학업을 병행하도록 고안 되었으며, 코로나 팬데믹 이후에는 대면 수업보다 하이브리드 프로그램(일정 시간만 학교에서 대면 수업)과 비대면 프로그램이 느는 추세다. 특히 온라인 프로그램은 연중무휴 24시간 접속 가능해 학생들이 DNP 학업과 직장 및 가정생활 사이의 균형을 유지할 수 있도록 한다. 이는 간호사 직업을 가진 학생들이 유연하게 공부하고, 임상 탐구를 통해 지식을 확장하며 해당 직업에서 경험을 공유하는 교수진 및 간호 지도자를 접할 기회가 된다.

DNP의 역할 확장 및 진화

NP보다 DNP가 더 좋은 것일까? 정답은 없다. NP와 DNP의 간호 및 의료 행위에 대한 범위와 권한은 다르지 않다. 그럼 수입은 어떠한가? 일의 성격에 따라 다르겠지만, 같은 일을 한다면 수입은 같다. 그러면 NP와 DNP는 뭐가 다르기에 시간과 돈을 투자하면서까지 공부를 해야 할까? 그에 대한 대답은 DNP의 역할이 확장되고 진화되고 있다는 데 있다.

우선 미국의 의료 시스템은 의료비가 천정부지인데도 많은 사람이 양질의 의료서비스를 받지 못하는 고장 난 제도라고 할 수 있다. 또 베이머부머 세대의 은퇴에 따른 간호 및 의료 수요의 폭증이 예상된다. 코로나 팬데믹 사태로 의료 문제는 곧 글로벌 관심사가 되었다. 이러한 시대적 변화에 따라 의료 환경은 점점 복잡해지고 나날이 달라진다. 그럼에도 의료서비스의 질적 향상과 양적 공급 증대라는 목표를 함께 달성해야 한다. 따라서 간호, 의료 및 건강 관리에 다방면으로 경험 있는 리더가 필요하다. 이에 따라 과학적 연구 결과들을 임상에 접목하고, 새로운 임상 프로그램을 만들어 그 결과를 평가하며, 변화를 주도할 리더가 DNP이다.

아울러 DNP는 전문 지식과 조직력을 바탕으로 문제를 해결하며, 경제적 흐름까지 고려해 전체적인 의료 시스템을 관리하고 리드할 수 있다.

한편 교육 환경적으로도 의료 수요의 증가로 NP의 수요도 계속 늘어날 전망이다. 이에 따라 NP 프로그램을 강의할 교수진이 요구된다. 특히 석사 중심의 NP를 의료 현장에서 리드할 DNP에 대한 수요도 증대할 것이다. 개인적으로는, 한국에서 NP 제도가 활성화된다면 DNP의 수요도 늘어날 수밖에 없다고 생각한다.

DNP는 새로운 학위이지만 의료 현장에서는 꼭 필요한 직업군이다. 다양한 경험을 해볼 수 있는 기회를 제공한다는 점에서 희망적이다. 각자는 최선을 선택할 것이고, 그 선택의 중심에는 우리가 돌보는 환자의 이익이 있다. 공부하는 동안 성장하는 자신을 느끼면서 행복하고 감사할 것이라 생각한다.

3장

NP되기 완전정복:
간호사도 모르는
미국 NP 생활 1

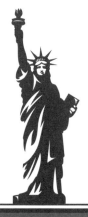

한국 간호사 경력은
꼭 필요한가?

앞에서 미국 NP가 되려면 먼저 RN이 되어야 한다고 설명했다. 미국 RN 및 NP가 되기 위해 한국 간호사 경력이 필요하냐는 질문은 이렇게 바뀐다. "미국 RN이나 NP가 되기 위해 한국 간호사 경력이 반드시 필요한 요건인가요?" 여러분은 어떤가? 나는 이 질문에 대해 "아니오. 필요하지는 않다"라고 대답할 것이다.

예를 들어 다음 6가지 사례를 생각해보자.

1) 현재 한국에서 PA(Physician Assistant, 전담간호사)나 NP로 일하는 경우
2) 한국에서 RN으로 일하는 경우
3) 한국에서 간호조무사로 일하는 경우
4) 한국에서 간호대학을 다니는 경우

5) 한국에서 간호대학 입시를 준비하는 경우

6) 한국에서 간호사가 아닌 다른 직업이지만 간호사가 되고 싶은 경우

만약 한국 간호사 경력이 꼭 필요하다면 위 1, 2번만 미국 RN 및 NP가 될 수 있어야 한다. 하지만 나는 6번에 해당했기에 아니라고 한 것이다. 미국 RN이나 NP는 어떠한 상황에 있는 누구든지 도전할 수 있고 가능하다는 말을 하고 싶었다.

그렇지만 한국 간호사 경력은 미국 RN 및 NP가 되려는 지원자가 미국 간호사 시장에서 얼마나 만족스러운 일자리를 상대적으로 빠르고 쉽게 얻을 수 있는지에 영향을 미치므로 상당히 중요하다. 위 3, 4, 5, 6번 사례는 간호대학교를 나오고, 간호 국가고시를 통과해야 하며, 그런 다음 간호사로 일하면서 경력을 쌓아야 한다. 따라서 후에 더 자세히 이야기하기로 하고, 지금은 경력 있는 한국 간호사들에 대해 알아보자.

한국 간호사 경력이 있는 위 1, 2번이 미국 RN 및 NP를 지원할 때, 1번 한국 PA 또는 NP는 미국에서 인정하지 않고 있으므로 RN으로 본다. 미국 NP가 되려면 미국에서 NP 프로그램을 마쳐야 한다. 이 경우에 미국 간호사 자격 시험인 NCLEX-RN을 통과한 후 에이전시를 통해 미국에서 일자리를 구하고, 그에 맞는 비자나 영주권 신청 절차를 따르면 된다.

어떤 분야의 간호사 경력이 더 경쟁력 있을까?

현재 미국의 의료 시스템에서 간호사 공급은 수요에 못 미치는 상황이라 항상 모자라므로 미국 RN 및 NP를 지원하는 전 세계 간호사에게는 상당히 유리한 조건이다. 물론 한국 간호사가 '다음 달부터 미국 가서 간호사로 일할 거야'라고 마음먹었다고 당장 일할 수 있는 것은 아니다.

미국에서 일하려면 합법적인 신분이 있어야 하며, 비자나 영주권을 받아야 하기 때문이다. 신분 문제를 해결할, 즉 비자나 영주권을 받게 해줄 수 있는 직장이 어디일까 생각해보면 의외로 간단하다. 예를 들면 의원보다는 병원에 간호사가 더 필요하므로 비자 및 영주권을 해줄 가능성이 높다. 병원에서 일한 경력이 좀 더 경쟁력도 있다. 또한, 특수 분야 경력(예를 들면 중환자실, 수술실 등) 선호도가 높다. 그러므로 이런 경력이 있으면 취직이 쉬울 수 있다. 하지만 이런 경력이 없더라도 기죽을 필요는 없다. 미국의 의료 시장은 광대하며, 의료 시설마다, 각 지역마다 다양한 경력의 간호사를 원하므로 누구에게나 기회는 있다.

한국 간호사 경력은 얼마나 있으면 좋을까?

미국의 병원은 한국처럼 1년에 한두 번, 대대적인 채용을 하고, 이때 채용된 간호사를 훈련하는 구조가 아니다. 간호사 인력 수급 또는 충당은 각 병원 각 부서의 필요에 따라 부서장 재량으로 그때그때 하는데, 이것도 보통 병원 내부 직원에게 그만한 자격이 있다면 그 직원에게 먼저 기회를 준다. 예를 들면 응급실에서 중환자실로 전과하거나, 간호조무사로 일하다가 최근에 간호사가 된 경우도 있다. 업무 오리엔테이션만 하면 되므로 신규로 간호사를 채용하여 훈련하는 시간과 비용에 비해 훨씬 적게 들기 때문이다. 또한, 사내 채용은 채용 예정 직원이 그동안 어떻게 일해왔는지 알수 있으므로 각 병동 매니저는 직원 관리가 상대적으로 쉽다.

병원 내부 직원을 채용하지 않더라도, 각 부서에서는 간호사 채용 시 경력직을 우선으로 뽑는다. 즉, 미국의 병원 각 부서에서 간호사 채용 시 특별한 직무 훈련 없이, 간단한 병동 오리엔테이션만 하고 바로 일할 수 있는 간호사를 뽑는다는 말이다. 그럼 각 병동에 취직되어 바로 일할 수 있는 경력 수준은 어느 정도일까? 미국 RN 및 NP 지원을 희망하는 간호사가 느끼는 자기 숙련도와 자신감은 다를 수 있기에 기간을 특정하기는 어렵지만, 보통 2~3년 정도 경력이 쌓이면 최저 만족 조건이 아닐까 한다.

정리해보자. 미국 RN 및 NP가 되기 위해 한국에서의 간호사 경력이 꼭 필요하지는 않다고 했다. 간호사 출신이라야만 도전할 수 있는 것이 아니고, 누구에게나 기회가 있다는 의미다. 그렇지만 미국에서 합법적인 신분으로 일할 수 있는 간호사가 되는 데에 한국 간호사의 경력은 여러모로 도움이 된다. 특히 병동 간호사 또는 특수병동 간호사 경력이 있다면 비교적 취직이 쉽고 비자 및 영주권을 쉽게 받을 수 있는데, 그 방면 간호사는 항상 모자라기 때문이다. 또한, 미국 RN 및 NP로 일하고 싶은 간호사라면 한 병동에서 꾸준히 일하라고 권하는데, 2~3년의 짧은 경력이라면 한 분야에 있는 것이 취업에 도움이 되기 때문이다. 이와 같이 한국 간호사의 경력은 미국에서 RN으로 일할 기회를 열어주고, 더 나아가 미국 NP가 될 가능성은 훨씬 커진다.

다음 글에서는 미국 NP 전공 선택의 기준이 무엇인지 알아보자.

미국 NP 전공 분야
선택의 기준은?

우리가 어떤 직업을 선택할 때는 자신이 처한 현재 상황과 주변 상황을 고려하면서 여러 이유를 생각한 후에 결정한다. 왜, 어떻게 현재의 직업을 갖게 되었는지 생각해보면 우리의 직업 선택 기준, 그리고 현재 직업을 택한 이유와 상황들이 있음을 알 수 있다. 이런 맥락에서 미국 NP 전공 분야 선택의 기준이 무엇이고, 선택 기회에는 무엇이 있는지 알아보자.

세 가지 선택 기준

NP 전공 분야 선택은 개인이 처한 입장, 생각 그리고 가치관에 따라 달라진다. 다음 세 가지를 기준으로 정리해보면 크게 무리는 없을 것이다.

첫째, NP 프로그램 지망생, 즉 미국 RN 상황. 이는 미국 RN의 경력 유무, 합법적 신분의 필요 여부(비자 연장이나 영주권 필요), 그리고 경제적 요건 필요 여부에 따른 것이다. 예를 들면, NP 지망생이자 소아과 병동에서 일하는 미국 RN이 지금 하는 간호사 일을 자신감 있게 잘하는지, 계속 하고 싶은지, 아니면 다른 전공 업무를 하고 싶은지에 따라 미국 NP 전공 분야 선택이 달라질 수 있다. 또한, 합법적인 신분이 필요하거나 경제적으로 형편이 좋지 않은 경우에도 선택이 달라질 수 있다.

둘째, 개인적인 기대 및 바라는 것이 있을 때. 돕고 싶은 사람, 하고 싶은 일이 있을 때, 급여 및 보수, 일한 후 받는 심리적 보상, 사회적 인식 및 기여도, 직업 안정성 등이 선택 기준이 될 수 있다. 어느 NP 프로그램 지망생(미국 RN)은 정신과에서 일하고 있고, 노숙인 환자들을 돕고 싶은 마음이 있었다. 또한, 일함으로써 받는 급여와 심리적 만족감, 사회적 존경 역시 중요한 선택 기준이다. 마지막으로 사회 발전에 이바지하고, 직업 또한 안정적이라면 의미 있는 기준이 될 수 있다.

셋째, 주변 상황을 고려해야 할 때. 노동 강도, 환경 요건, 시장 수요 여부, 영주권 가능성 등을 말한다. 졸업하고 난 후 일자리가 많이 있을지 또는 영주권을 받을 가능성을 생각해 보고 선택한다. 주위 동료나, 친구, 선배로부터 듣는 조언도 선택 기준이 된다.

그리고 이 선택 기준들은 다시 자신이 처한 현재의 상황에 따라 조금씩 다른 형태를 지닌 세 번의 기회로 다가오게 된다.

미국 NP 전공 분야의 선택 기회

전공 분야 선택에는 적어도 3번 이상의 기회가 있다.

첫째, NP 프로그램에 들어가기 전에. 미국 NP가 되려면 각 주의 간호국이 인증 및 허가한 간호 대학교에서 NP 프로그램을 졸업해야 한다. 이 프로그램은 전공 과목별로 나누어져 있다. 따라서 내과 NP(Family Nurse Practitioner: FNP)가 되려면 내과 NP 프로그램을 졸업해야 한다. 자세한 전공 과목 전체 목록은 2장, "NP의 정의와 업무 범위 및 역사적 배경"을 참고하라.

나의 경우를 보면 정신과 RN으로 일하고 있었고, NP가 되어서도 계속 정신과 환자들을 도와주고 싶었다. 또 NP가 되면 연봉도 많이 받고 직업의 안정성이 좋다는 정보도 있었고, 무엇보다 같이 일하는 동료의 적극적인 추천이 있었다.

둘째, NP 프로그램을 마치고 난 후 직장을 구할 때. 각 전공 분야 NP 프로그램을 마친 NP들은 구직을 하기 시작한다. 이때 구직자인 NP가 하고 싶은 일을 스스로 정해 구직할 수도 있고, 구인하는 직장의 상황을 따를 수도 있다.

내과 NP의 예를 들어보자. 어느 신규 내과 NP는 일반 내과에 취직한 반면, 다른 내과 NP는 특별히 원하는 전공 분야가 없어서 직업 시장에서 구인하던 신장내과 또는 다른 전공내과로 취직할 수 있었다. 외래진료가 가능한 심장내과, 신장내과, 비뇨기과, 위장내과, 호흡기과, 임상면역 및 알레르기과, 통증과 외에도 여러 다른 전공 분야에서 일할 수 있다. 예를 들어, 어느 신장내과에서 영주권을 해준다는 조건으로 NP를 구인한다면 영주권이 필요한 많은 NP에게 어필할 수 있다. 또는 NP 프로그램을 공부하는 동안 임상 실무를 수행한 의원이나 병원에서 졸업과 동시에 러브콜을 할 수도 있고, 각 분야에서 동료들의 추천과 정보를 통해 일자리를 구할 수도 있는데, 보통 급여와 근로 조건, 직업의 안정성에 대해 검토한다.

셋째, 한 전공 분야의 NP로 일하는 경우. 미국 NP는 의사와 비슷한 역할을 수행하는 간호사이지만 직업 내 이동성은 의사보다 훨씬 유연하다. 내과 NP라면 심장내과에서 신장내과로 또는 위장내과 등 다른 전공 분야로 바꾸기가 수월한데, 이는 직장에 따라 전공이 달라질 수 있기 때문이다. 또 다른 경우는 요즘 정신과 NP가 인기 있어 내과 NP 또는 다른 전공 NP에서 정신과 NP로 전공을 변경하는 경우를 자주 본다. 이 경우, 내과 NP는 각 주의 간호국에서 인정한 간호대학교의 정신과 NP 프로그램을 졸업하고, NP 자격증 시험을 치를 수 있다. 또한, 정신과 NP 프로그램을 졸업하려면 정해진 시간 동안 임상 훈련을 받아야 한다. 이 과정은 1년 반에서 2년 정도 소요된다.

정신과 NP 선호 현상은 코로나 팬데믹 시간을 보내면서 일상에서 피부로 느낄 수 있는데, 이는 100% 비대면 진료가 가능한 과목이기 때문이다. 환자와 직접 접촉하기보다는 비대면을 선호하는 NP가 있는데, 이것은 같이 사는 어린아이나 나이 드신 부모님을 돌봐야 하기 때문이다. 또한, 정신과 NP가 다른 전공과목 NP에 비해 상대적으로 일이 쉽다고 알려져 있으면서도 급여는 월등히 높기 때문이다. 이는 위에서 설명한 직업 강도, 급여, 직업의 환경 조건, 직업 안정성 등을 고려한 전공 분야 선택이라고 할 수 있다.

학교 생활,
이렇게 하라

지난 10년간 병원에서 일하면서 느낀 점이지만 한국 간호사들은 항상 최고였다. 이들은 '눈치'가 상당히 발달했는데 이는 상황 판단 및 대처 능력, 임기응변 대응력, 문제 해결 능력, 환자 및 동료의 욕구 파악 능력이 다른 나라 간호사에 비해 높다는 의미다. 그리고 근면하고 성실하므로 미국 간호 시장에서 한국 간호사의 경쟁력은 높다고 본다.

이제 막 미국 RN이 된 한국 간호사라면 NP가 되기 위해 학교에 다닐 것이다. 학교 생활에서 어떤 어려움과 도전에 직면하게 되고 어떻게 극복할 수 있을지 생각해보는 시간을 가져보자. 이 내용은 로스앤젤레스 근교 캘리포니아에서 학교를 다니면서 느낀 점과 그에 대한 해결 방법을 공유한 것이다.

영어

"늘지 않는 영어, 줄어드는 한국어." 미국에 사는 한국인들이 웃으면서 자주 하는 말이다. 미국에서 살아가면서 영어가 늘지 않아 항상 고민이라는 뜻이다. 주위의 한국인 의사들과 NP들이 미국에서 박사 학위까지 받았으면서도 일상에서 영어를 술술 말하지 못하는 경우를 종종 본다. 전공을 위한 영어 공부는 충실히 했지만 실생활 영어 구사는 그와는 다른 문제이기 때문이다. 한국의 영어 교육은 읽기와 듣기에 중점을 두어 실생활에서는 영어 말하기에 어려움이 있다는 것을 감안하고 실제적인 실력을 높이기 위한 영어 공부를 해야 한다.

미국에서 영어를 못한다면 RN으로 일할 수는 없고 NP 과정을 공부하기에는 역부족이다. 따라서 미국에서 RN이나 NP가 되는 꿈을 꾼 그때부터 당장 영어 공부를 하길 바란다. 장차 미국에서 공부를 시작할 때 상당한 시간과 유학 비용을 아낄 수 있고, 영어 점수가 높다면 좋은 간호 학교를 들어갈 조건도 갖추어진다. 이미 미국 NP 프로그램에서 공부 중이라면, 도서관에서 혼자 공부하지 말기를 바란다. 학교 친구들과 그룹으로 공부하고, 모르는 것이 있으면 알 때까지 묻고 토론하면서 준비하기를 추천한다. 또한, 학교 수업시간에 교수님께 양해를 구해 녹음하여 반복해서 듣는 방법도 있다. 전공 공부와 영어 실력 향상이라는 두 마리 토끼를 한 번에 잡는 방법이다.

전공 공부의 어려움

"NP 전공 공부는 쉽지 않다." 이것은 변하지 않는 전제다. 쉽지는 않지만, 불가능한 수준은 아니다. 학업이 주는 스트레스를 받으면 잘할 수 없는 이유만 눈에 크게 보일 때가 많다. 예를 들면, 머리가 안 좋다, 게으르다, 영어가 너무 어려워 읽어도 무슨 말인지 모르겠다, 뭘 해도 안 된다는 등등의 이유다. 또한, 우리는 종종 공부하면서 성장하는 자신을 기대하며 행복해하기보다는 결과에만 집착한다.

공부하다가 막힐 때는 친구들이나 교수들에게 용기 있게 물어보자. 중요한 것은 시간 투자인데 자신의 역량에 맞게 시간을 투자해야 한다는 의미다. 예를 들면, 철수는 1시간에 오늘의 학습 분량을 끝낼 수 있지만, 민수는 2시간을 공부해야 한다. 민수는 철수에 비해 이해력이나 습득 능력이 떨어질 수 있지만, 그렇다고 해서 민수의 성적이 낮아야 한다는 법은 없다. 단지 민수는 자기 위치와 능력을 정확히 파악해 그에 맞는 플랜으로 공부하면 된다. 모든 사람이 다 똑똑할 수는 없으니까 말이다.

시간 관리

미국 내 대부분의 NP 프로그램은 일하는 RN도 공부할 수 있도록 짜여 있다. 그래서 미국에서 RN으로 일하면서 NP 프로그램을 이수할 수도 있는 것이다. 물론 일과 학업 병행에 시간 배분을 잘해야 한다. 미국 RN과 한국 간호사이면서 미국 RN을 위해 공부하는 사람의 시간 사용은 다를 수밖에 없다. 미국이나 영어권에서 학부를 나오지 않았다면, NP 프로그램을 이수하는 동안에는 미국 RN처럼 풀타임 근무를 하지 말고 근무 시간을 줄여 공부 시간을 적극 확보해야 한다. 풀타임은 권하지 않는다. 경험상 학교 공부만 하는 데도 어려움을 겪는 사람이 꽤 많았다.

미혼이라면 기혼자에 비해 시간을 자유롭게 쓸 수 있다. 미혼이라면 고속도로를 달리듯 전폭적으로 공부할 것을 권한다. 기혼이지만 아이가 없는 경우도 마찬가지다. 결혼하고 배우자와 자식이 생기면 인생의 우선순위가 달라지기 때문이다. 그러나 기혼이고 자식이 있다고 해도 배우자가 배려해준다면 충분히 공부할 수 있다. 예를 들면 집안일과 장 보는 일을 한꺼번에 몰아서 하거나, 아이들 픽업 시간을 줄이거나 배우자에게 요청할 수 있다. 휴가를 모아두었다가 과제할 때 쓰는 등의 방법도 있다. 이 중에서 배우자와 함께 당신의 목표를 공유하고 최대한 도움을 받는 것이 가장 슬기롭다. 각자 상황에 맞는 지혜로운 시간 관리법을 찾아보자.

경제적 어려움

공부하는 동안 경제 사정이 넉넉하지 않을 수 있다. 미국에서 RN으로 일한다면 한국에서 바로 와서 유학을 시작한 사람보다 나을 수는 있지만, 여러모로 수입은 줄었는데 학비와 그 외 교육비, 공부 지원비(육아 비용 증가, 외식 증가)가 늘어나기 때문에 모아둔 비용을 쓰든지 아니면 대출을 받아야 한다.

영주권을 받기 전 미국에서 석사 및 NP 과정을 공부하는 간호사들은 학비와 생활비가 꽤 많이 든다. 이런 점을 감안하면 한국 간호사가 미국 RN으로 시작해 영주권 지원을 받으면서 미국에서 1~2년 경력을 쌓은 뒤 석사 및 NP 과정으로 가는 것이 경제적으로는 상당히 도움이 될 수 있다. 미국에는 체류 신분과 상관없이 간호과 학생들에게 주어지는 장학금 종류가 많다. 액수는 적게는 천 불에서 만 불까지 다양하지만, 대개 천 불에서 이천 불 정도다. 이러한 기회를 이용하여 장학금을 신청하고 받으면 경제적으로 도움도 되고 이력서에 한 줄을 더 넣을 수도 있다. 경제적인 어려움을 꼭 장애물로 볼 것은 아니다. 이러한 어려움이 공부에 집중하도록 동기를 부여하므로 순기능도 있다.

문화적 차이

상황에 따라 다르지만 여기서는 내가 학교에 다닐 때로 한정하기로 한다.

첫 번째, 문화 차이와 언어 장벽 때문에 은근히 무시당할 수 있고, 상대방이 욕을 해도 잘 못 알아들 수 있다. 이것은 외국인이 한국말을 어느 정도 하더라도 한국인끼리 하는 은어나 비속어는 못 알아듣는 것과 마찬가지다. 정확한 뜻은 몰라도 안 좋은 느낌으로 다가오는데, 그 촉이 상당히 정확할 때가 많다. 말을 잘하지 못해도 당당하게 묻거나 친구들에게 물어보는 방법으로 억울함, 화남, 슬픔 등의 부정적인 감정을 해소할 수 있다. 화가 나서라도 (영어를 제대로 못 하는) 현재 자신의 위치를 일깨워 주므로 공부를 열심히 하게 하는 원동력이 된다.

두 번째, 생각의 차이와 생각의 자유가 보장되는 수업 시간을 꼽을 수 있다. 수업 시간에 녹음을 해 여러 번 듣다 보면, 학생들이 하는 여러 질문이 때로는 핵심에서 빗나간 경우가 많다는 사실을 알게 된다. '이 친구들은 왜 이렇게 말도 안 되는 질문을 많이 하나? 방금 설명했는데 왜 또 저렇게 물어보지'라는 생각을 많이 했다. 학교 교수님, 학생들 모두 열린 마음으로 한 개의 주제를 놓고 여러 방식으로 결론을 도출해 내는 수업 시간은 모든 학생이 서로 존중하고 함께 협력해 공부하는 모습을 보여준다.

세 번째, 학교 학생들이 쓰는 말을 잘 못 알아들을 수 있다. 예를 들면, TMI(too much information, 너무 많은 걸 알려고 하네), LOL(laugh out loud, 크게 하하 웃자), brb(be right back, 바로 갈게), lmk(let me know, 알려줘), ETA(estimated time of arrival, 도착예정 시간) 등등. 이와 같은 현상은 한국도 마찬가지인데, 한국과 미국에서 모두 충격을 받은 것 같다. 21년에 한국에 갔을 때 학생들 대화 중, '뿌염'(뿌리 염색)이나 '버카충'(버스 카드 충전)이 무슨 뜻인지 몰라 대학생인 친구 딸에게 묻기도 했다. 미국에서 이럴 때는 그냥 간단히 "무슨 뜻이야?"(What does this mean?)라고 물어보면 자세히 가르쳐준다.

학교에서의 문화적 차이나 충격은 열린 마음과 공부하는 친구들(네트워크)의 형성 정도에 따라 충분히 완화될 수 있다. 또한, 이러한 어려움과 도전은 학교 공부를 성공적으로 마치게 하는 힘이 되므로 긍정적으로 받아들이면 좋겠다. 미국에서 살다 보면 매일 매일 문화적 차이를 느낄 수 있으므로 고민하고 이해하려고 노력하게 된다.

비대면 대학교 챌린지

최근에 NP 프로그램이 대면에서 하이브리드 또는 완전 비대면으로 수업하는 경우가 느는 추세다. 많은 미국 RN에게 시간과 장소에 구애받지 않고 상급 교육을 받을 수 있는 교육 기회가 늘었다는 뜻이다. 미국의 외진 시골에 사는 간호사에게, 직장 업무와 육아 및 가사 노동으로 시간이 많이 부족한 간호사에게도 상급 교육의 기회를 제공한다는 점에서 미래 지향적이다.

전통적인 방식으로 학교에 간다면 교수와 학생들과 네트워크를 형성하고 친목을 도모할 수 있다. 하지만 비대면 수업은 개인적으로 진행될 뿐만 아니라, 서로 멀리 살고 바쁜 학생들이 대부분이므로 네트워크 형성은 솔직히 쉽지 않다. NP 프로그램 졸업을 위한 필수 임상 실무 훈련 과정을 수행할 의원이나 병원을 찾는 일이 어려울 수 있다는 뜻이기도 하다.

비대면 학교 수업은 개인 책임하에 꼼꼼하게 학사과정과 자료를 챙기고 숙제를 제출해야 하는데, 자칫 신경을 못 쓰면 숙제를 제때 내지 못 하거나 무엇을 내야 할지 모를 때도 있다. 또한, 비대면 수업을 듣다가 모르는 것이 있으면 이메일로 소통하며 답변을 받기까지 시간이 걸릴 수도 있다. 반면에 대면 수업을 하는 동안에는 학생들 간에 서로 자료를 공유하고 마감 기한 등을 알려줄 수 있어 실수가 줄어든다.

비대면 수업의 많은 장점에도 불구하고, 미국 RN이 된 한국 간호사는 상대적으로 영어가 불편할 수도 있고, NP 과정을 마치는 동안 학교 교수진과 학생들의 적극적인 도움이 필요할 수도 있다. 또 사회적인 인맥 형성도 중요하기에 비대면 NP 프로그램으로 가려고 할 때는 심사 숙고하길 바란다.

미국은 워낙 크고 넓어, 각 주와 도시의 문화가 다양하고 생활 방식, 사고방식 또한 천차만별이다. 따라서 위에서 말한 도전이 미국 전역에서 느끼는 점은 아닐 수도 있다. 학교 생활을 하면서 직면하는 많은 도전을 반면교사로 삼고 그냥 목표를 향해 달려가면 된다. 혹시나 가다가 숨이 막히거나 빨라지면 천천히 걸어갈 수도 있고, 길이 막히면 돌아서 가면 된다고 생각하며, 조급해하지는 말자.

필수 임상 실무
시간 확보하기

미국 NP 프로그램을 공부하는 학교에서 실제로 직면하는 여러 챌린지는 교수진과 같은 과 학생들의 도움으로 어느 정도는 통제 가능한 상황에 놓인다. NP 프로그램을 졸업하려면 각 주의 간호국에서 정한 필수 임상 실무, 즉 프리셉터 시간(Preceptorship)을 확보해야 하는데, 이 훈련은 각 지역 및 학교의 NP 프로그램과 연계된 의원, 병원, 보건소 등의 의료 시설에서 수행한다.

하지만 이제는 NP 프로그램을 이수하는 학생(프리셉티)들이 프리셉터를 만나기가 점점 어려워지는 상황이다. 왜 이런 상황이 발생했는지 알아보고 어떻게 대처해야 할지를 고민해보자.

프리셉터를 찾기 힘든 현재 상황

먼저 2022년 기준 미국 노동청의 자료에 따르면, 미국에서 NP 수요는 폭발적으로 늘어날 전망이다. 미국의 노인 인구 증가와 1차 진료 및 예방 진료를 중심으로 의료 정책이 전환되었기 때문이다. 2020년에서 2030년 사이 미국 NP 예상 증원은 52%이고, 이는 다른 직업의 증가율보다 높은 수치이다. 2020년 집계된 NP 고용은 220,300명이고 2030년에는 335,230명을 예상한다.

두 번째는 코로나 팬데믹 영향으로 공중 보건 정책이 강화되어 각 NP 프로그램과 연계된 의료 시설에서 NP 프리셉터(필수 임상 실무)를 할 수 없거나 최저 수준으로 유지하고 있다.

세 번째는 코로나 팬데믹 상황이 사회 현상을 많이 바꾸었고, 특히 교육계에서는 변화를 선도하고 있다. 가령 비대면 수업이 익숙해지는 시대다. 많은 학생이 사는 곳에서 가까운 학교를 다니기보다 지리적으로 멀리 떨어진 곳의 비대면 NP 프로그램을 등록하는 사례가 많아지고 있다. 그러나 지역적으로 멀리 떨어진 학교는 학생이 거주하는 지역의 의료 시설과는 관계 맺기가 힘들거나, 학생이 스스로 프리셉터를 찾아야 하는 약점이 있다.

여유가 없는 의료 현장

프리셉터를 맡아줄 의료진은 어떠한 상황인가? 코로나 팬데믹 이후 의료진들은 전쟁하듯 힘든 시간을 보내고 있고 탈진 상태다. 이러한 도전을 어떻게 극복할지 생각해보자. 프리셉터를 찾는 과정에서 프리셉티(Preceptee)의 마음가짐은 어떠해야 할까?

프로셉터를 찾는 일은 NP가 된다고 생각하는 그 시점부터 시작해야 한다. 적어도 어떤 전공으로 NP를 할지 모른다고 해도, 내과 NP(FNP)는 모든 전공 분야의 의료진과 프리셉터를 할 수 있다. 같이 일하고 마주치는 의료진들에게 잘하는 것도 프리셉터 선택을 위한 전략적인 준비라 할 수 있다. 간호사 간의 네트워크 모임도 갖고, 지역 내 의료 봉사 활동도 하는 등 의료 종사자를 많이 아는 것이 가장 현실적이다.

혹시 학교에서 프리셉터를 연결해주지 않는다면 본인이 찾아야 한다. 이때는 프리셉터를 연결하는 회사를 찾아야 한다. 당연히 비용이 발생한다. 여러 군데를 확인하고 학생의 관점을 이해하고 이익을 대변해주는 곳, 즉 잘 가르쳐줄 프리셉터에게 연결하는 회사를 선택한다. 프리셉터 교육비를 내고 훈련을 받으러 간다면 그에 걸맞는 경험과 지식을 배울 가능성이 높다.

반면에 학교에서 프리셉터를 연결해준다면 정말 감사하고 다행인 일이다. 일에 치이며 바쁘게 살아가는 프리셉터가 학생을 훈련한다면 일의 흐름과 진행이 느려질 수도 있는데, 탈진증후군이 있는 의료진에게는 이것이 상당히 힘든 일임을 인정해야 한다. 그 프리셉터 의료진에게는 학생이 여러 명일 수도 있고, 갑자기 업무도 폭발적으로 늘었을지도 모르니까. 이런 프리셉터는 학생들이 시간만 채우고 가도 별 상관을 하지 않을 때도 많다. 또는 프리셉터와 프리셉티의 마음이 서로 달라 맞지 않는 사례도 있다. 프리셉티는 프리셉터와의 관계에서 일어난 조그마한 일이라도 학교 관련자에게 즉시 알려야 한다.

프리셉티는 어떤 태도와 자세를 가져야 할까?

프리셉티는 다음과 같은 몇 가지는 기억해두는 것이 좋다. 프리셉터를 하는 의원이나 병원에 간다면 친절하게 인사하고 웃고 다니자. 좋은 인상을 남길 뿐만 아니라 직원들과도 쉽게 친해질 수 있고 병원의 분위기나 문화를 쉽게 알 수 있다. 기본 예의를 잘 지키는 것은 중요한데, 프리셉티의 인성이 드러나기 때문이다. 예를 들어 환자에게 친절하며, 모르는 것이 있으면 물어보고, 시간을 잘 지키는 등 각 병원 문화에 맞게 하면 된다. 이것이 실질적인 훈련보다 우선인 이유는 교육 및 훈련을 통해 환자를 진찰, 진료, 치료, 처방할 수 있지만 기본 매너는 프리셉티의 마음가짐에서 나오기 때문이다.

평소 프리셉터에게 배우는 것은 잘 메모해두었다가, 시간 여유가 있고 환자들이 없을 때 마음껏 물어보는 것은 상당히 좋은 인상을 준다. 이는 적절한 타이밍을 잡을 줄 알고, 프리셉터를 배려하면서 질문할 줄 알며, 진료하는 것을 관찰 후 비판적 사고로 문제에 접근하고 있다는 능력을 피력하는 일이기 때문이다. 이는 향후 프리셉티가 학교 졸업 후 구직의 씨앗을 뿌리는 일과 같다. 꼭 그 병원이 아니더라도, 프리셉터는 다른 의료진에게 소개해줄 수 있다.

한 가지 주의할 점은 개인적으로 친한 곳에 가서 프리셉터를 받지 말라는 것이다. 또한, 병원에서 의료진에게 배우는 것이 아니라 병원 행정 일을 도와준다면 기회비용에 큰 손실이 있다. 프리셉터 진료하는 곳이 불편하고 어렵더라도 그곳에서 더 많이 배울 수도 있음을 항상 기억하기 바란다.

내가 넘어야 했던
몇 개의 산들

　지금까지 NP가 되는 과정에서 외부 요인에 따른 도전 요소와 대응법을 살펴보았다. 이번 글에서는 내적 요인, 즉 자기 생각과 믿음 또는 마음에 따라 일어나는 도전을 생각해보자. 내적으로 솟아나는 도전에 직면해보면 건전하고 안전하고 긍정적인 대처 방법을 스스로 찾게 하므로 상당히 중요하다. 우리가 어떤 목표를 품고 공부할 때 힘든 과정을 거치지만, 불행하지는 않아야 한다. 희망적인 미래를 만들어가는 준비를 꼼꼼히 하고 있으므로 그 과정은 충분히 의미 있고 행복한 순간들이다. 그동안 나를 괴롭혔던 몇 가지 사례와 누구에게나 일어날 수 있는 부정적 자동 사고에 대해 알아보자.

나는 돌대가리?

남한테 이런 말을 들을 수도 있지만, 스스로 그렇게 생각하는 사람도 많다. 나도 오랫동안 그렇게 믿었기 때문이다. 잘못된 생각에서 겨우 벗어난 후에 이 '돌대가리' 신념에 반박을 좀 해보려고 한다.

첫째, 평가 및 판단 유보하기. 스스로 평가하지 말고 남이 나를 평가하는 것에도 과도한 의미를 두지 말라. 자신을 돌대가리라고 할 때는 공부를 못한다는, 더 정확하게는 내가 기대한 것만큼 공부를 못한다고 평가하는 것인데, 현실적이지 않은 기대감이 실제 공부를 앞서는 것은 아닌지 살펴보기를 바란다. 책 한 번 읽고도 100점 맞길 바라거나, 한 번 쓱 보았는데 요점을 바로바로 파악하는 것, 시험 전날에만 바짝 공부했는데 성적이 잘 나오기를 바라는 것 등은 손 안 대고 코 풀기를 바라는 심보다. 또한, 공부 못한다고 누가 지적하는 것보다는 스스로 '돌대가리'라고 하는 것이 상처를 덜 받기 때문이다.

둘째, 생물학적 관점에서 우리 머리는 돌로 만들어지지 않았다.

셋째, 산에 가면 바위에 새겨진 글들을 흔히 본다. 그러한 글 중에는 천 년이 넘은 것도 있다. 우리 머리가 돌이라면, 글을 새겨 넣는 일이 어렵겠지만, 한번 새겨 넣기만 하면 천년도 지속 가능하다. 여기서 돌에 글을 새겨 넣는 것처럼 공부하겠다고 생각하면 된다.

따라서 머리가 돌이거나 아니거나 상관없이 목표를 향해 공부하면 된다. 섣부르게 자기 자신을 판단하지 말자.

내가 할 수 있을까?

미국에서 간호학 공부를 시작한 나는 2년제 간호대학을 다닌 후, 4년제 간호대학 편입 및 졸업, 간호사 석사 과정 그리고 NP 프로그램을 마쳤다. 앞서 말했듯 '나는 돌대가리'라는 생각에 그 무엇도 시작할 엄두를 못 냈던 나는 30살에, 첫째 아이를 낳고 난 후 '내가 돌대가리면 돌에라도 글을 새기겠다'고 마음을 정하고 간호대학교에 들어갔다.

그러나 학교에 다니는 동안 또 다른 도전에 직면했다. '내가 할 수 있을까?'라는 질문이 끊임없이 일어나 걱정과 불안스러운 시간을 많이 보냈다. 미국의 간호 과정은 거의 매주 퀴즈, 시험 또는 과제가 있다. 매 학기 초에는 '이렇게 시험이 많은데 이 과목을 패스할 수 있을까?' 하고 걱정을, 매주 퀴즈나 시험을 칠 때는 '내가 공부를 따라갈 수 있을까?' 하고 염려하고, 과제물을 정해진 기한까지 내야 하는 때에는 '내가 잘할 수 있을까?' 생각이 많았다. 생각의 방향이 며칠 후, 일주일 후 또는 한 달 후에 있을 시험에만 맞춰져 있었으니 공부를 즐기며 집중하기가 상당히 어려웠다.

당시는 미처 생각하지 못했는데, 어제 친 시험, 저번 주에 친 시험, 저번 달 과제를 다 패스했으므로 그다음 시험을 칠 수 있었고, 저번 학기를 패스했기에 그 코스를 듣고 있다는 사실을 인식하지 못했다. 내가 '잘하고 있다'는 증거들이 많았음에도 걱정하느라 공부 시간을 허비했을 뿐만 아니라 다른 시간도 즐길 수 없었다. 일하는 시간에는 공부 걱정, 공부할 시간에는 자기 의문에 빠져 이도

저도 못한 경우가 많았다. 돌아보면, 가족과 보내는 좋은 시간을 많이 놓쳤다. 낯선 환경, 영어에 대한 두려움, 문화적 차이가 있어 어느 정도 걱정과 불안함은 있겠지만 그것이 생활에 많은 영향을 줘서는 안 된다. 당신은 자기 자신을 믿어주길 바란다. 충분히 할 수 있고, 잘할 수 있다.

복습 공부가 진정 도움이 되었나?

과거에 대한 후회, 자책 그리고 미련도 많았다. 미국에서 학사 간호과(4년제) 프로그램을 공부할 때부터 나는 풀타임 간호사로 일했고 두 아이의 엄마이자 한 남자의 배우자 역할도 해야 했으므로 시간이 항상 모자랐고, 모든 것이 친구들보다 뒤처져 있었다. 준비를 제대로 못 한 상태로 수업을 들었던 적이 많았고, 수업을 들어도 잘 알아듣지 못했다. 이런 상태로 시험을 치르면 당연히 성적은 안 좋게 나왔다. 정말 어떤 코스는 겨우 아슬아슬하게 패스하기도 했다.

영어로 수업이 진행된다는 점과 개인적으로 처리해야 하는 일로 공부에 우선순위를 두지 못하기도 했지만, 더 큰 문제는 지나간 공부 분량에 너무 집착하고 있었던 점이다. 예를 들어, 오늘은 학기 중 4주째에 접어든다면, 3주째는 노인 간호학, 4주째는 성인 간호학을 배웠다. 5주째는 청소년 간호학에 대해 배울 예정이다. 그런데 지난 과정 시험을 보고 나서 성적이 좋지 않으면 자책하다가 공부에 집중하지 못했던 것이다.

그런 식으로 나는 전공 공부를 '복습' 위주로, 그때그때 때우듯 했고, 시험을 치고 나면 공부했던 것들은 머리에 남지 않았다. 경험에 비추어보면 4주째에는 4주 차 분량을 복습하고 5주 차 분량을 예습하는 것이 훨씬 효과적이었다. 시간 여유가 있다면 3주 차를 공부해야겠지만 시간이 부족하면 3주 차 공부는 건너뛴다. 대신 5주 차 시험부터는 성적이 잘 나오는 패턴을 만드는 것이다. 수업은 영어로 진행되므로 단어가 생소해 잘 못 알아들어서 사전을 찾는 순간에도 교수는 계속 설명하고 가르친다. 그럼 못 알아듣는 시간부터 수업에 집중하지 못하게 되고, 그다음부터는 수업 시간 내내 헤맨다. 이렇게 수업 시간에 헤매는 상황을 만들지 않으려면 예습하는 것이 더 중요하다.

도움을 요청하라

도움이 필요한 환자들이 도움을 요청할 때 간호사들은 아낌없이, 주저 없이 도움의 손길을 내민다. 일상생활에서도 그런 습관은 몸에 배어 있다. 하지만 정작 자신에게 도움이 필요할 때는 도움을 요청하지 못하는 경우를 종종 보았다. 어떤 사람은 도움받는 것을 부끄러워하고 자존심 상하는 일로 생각한다. 또는 민폐를 끼친다고 생각하기도 한다. 나는 이러한 생각을 바꿔보라고 말한다. 도움 요청에 익숙하지 않은 우리는 그것이 낯설고 불편하다. 거절당할 것 같은 두려움이 더욱 어렵게 한다.

그런데 생각해보자. 자발적으로 남을 도와주고 나서 당신은 어땠는가? 그런 때 우리는 뿌듯함과 행복을 느낀다. 도움을 주고받는 것이 꼭 민폐라고 할 수 있을까? 반대로 도움을 요청했는데 거절당했다면? 사람마다 입장과 형편이 다르다는 것을 이해하고 다른 방법을 찾으면 된다. 미국에서 간호사로 일하거나 공부할 때는 여러모로 도움이 필요하다. 혼자서 모든 일을 다 감당하기는 사실상 불가능하다. 도움이 필요한 부분을 정확하게 표현하는 것이 각자의 꿈을 향해 달려가는 첫걸음이다.

자동 사고 및 인지적 오류

우리는 감각기관에 들어오는 정보나 자극을 바탕으로 느끼고 생각하며 행동한다. 정신과 의사이자 의학 박사 아론 백(Aron Beck)은 인지행동치료(Cognitive Behavior Therapy)라는 개념에서 자동 사고와 인지적 오류에 대해 설명한다. 자동 사고란 우리가 살아가면서 받는 모든 자극에 반응하면서 자동으로 일어나는 생각을 말한다. 이러한 자동적 사고는 현실을 부정적으로 왜곡해 받아들이게 하고, 이에 따른 감정과 행동에도 영향을 준다. 자동으로 일어나는 생각은 부정적으로 나타날 수 있지만, 그 부정적인 생각이 현실에 맞는지, 논리에 맞는지 따져본 후 감정과 행동을 긍정적으로 바꿀 수 있다. 우리가 흔히 경험하는 인지적 오류의 사례를 알아보자.

간호사 공부를 할 당시 내 모습이 떠올라 새로운 감회를 느낀다. 자신을 끊임없이 의심했고, 열등의식이 강했으며, 자기 비하와 자괴감도 대단했지만 버텨냈다. 부끄럽지 않은 엄마가 되고 싶었

➔ 인지적 오류와 긍정적인 생각

인지적 오류	예시	긍정적인 생각
이분법적 사고	100점을 받지 못할 바엔 그냥 시험을 치지 말자. A를 받지 못하면 이번 학기는 실패거든.	A는 91~100점까지야. 다음 학기에 열심히 하면 만회할 수 있어.
긍정 격하	성적을 잘 받은 것은 교수님이 기분이 좋아 점수를 잘 주신 덕분이야.	이번에는 내가 공부를 좀 열심히 했지.
낙인찍기	인사도 안 하고 지나친 저 버릇 없는 후배와는 아예 상종도 하지 말자.	후배는 다른 일 한다고 못 본 거야. 아니면 렌즈를 안 끼고 나왔나?
정신적 여과	프로젝트도 잘 끝냈고 칭찬도 받았는데, 다른 일로 트집 잡힌 일이 자꾸만 생각나서 우울하네.	이번 일은 성공적으로 끝났으니 기분이 좋다. 상사에게 혼난 일은 이 일과는 별개니까 상관없어.
성급한 일반화	딱 한 번 데이트했는데 사기꾼 같네.	사람은 좋은데 나랑은 맞지 않나봐. 조금 더 살펴보자.
개인화	남자친구와 헤어진 건 시험에 떨어졌기 때문이야.	시험에 떨어진 건 남자 친구와는 아무 상관 없는 문제야.
해야만 해 강박	부모님에게 근사한 집을 사드리고 싶은데, 형편이 안 되어서 속상하네.	내가 해드릴 수 있는 만큼만 마음 편하게 해드리자.
감정적 추론	이번 학기 공부하면서 이상한 불쾌감이 느껴지네. 이번 시험은 분명히 망칠 거야.	시험도 안 치렀는데 앞서가지 말고 시험 준비나 잘하자.
임의적 추론	내 이메일에 아무도 답장을 안 하네. 사람들이 날 싫어하나 보다.	답장할 수 없는 이유가 있겠지. 메일이 하도 많이 오니까 미처 못 볼 수도 있고, 바빴을 수도 있어. 기다려 보자. 아니면 다른 방법으로 연락해볼까?
파국화	지난번 일로 문제가 생긴 게 틀림없어. 망했구나.	내가 너무 지나친 생각을 하는 것 아닐까? 따져보니 가능성은 1%도 안 되는데 말이야.

던 시간이었다. 이때 나에게 그리 너그럽지는 않았고 항상 날이 선 상태로 살아갔던 것 같다. 힘든 시간이었다. 지피지기 백전불태(知彼知己 百戰不殆)다. 나의 가장 큰 적은 나 자신이다. 자신을 제대로

알고 미국 NP에 도전하면 위태롭지 않다. 당신도 늦지 않았다. 지금부터 시작이다.

4장

NP로 취업하기 완전정복: 간호사도 모르는 미국 NP 생활 2

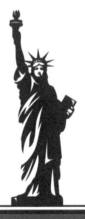

미국 NP 취업을 위한
ABC

NP의 취업 준비는 NP 과정을 다니면서 임상 실습을 하는 그 시점부터 시작한다(미국에서는 임상 실습을 하는 것을 "클리니컬 한다[do clinical]"고 표현한다). 클리니컬을 하는 곳에서 학교 졸업 후 잡 오퍼(job offer)를 가장 먼저 할 수 있고, 그렇지 않다면 프리셉터를 했던 의료진이 다른 병원이나 의료진에게 직접 소개하거나 추천서를 써줄 수 있기 때문이다. 그러나 본격적인 구직 활동은 NP 라이센스, 자격증, 약물 처방권을 가진 후에 한다. 이번 장에서는 NP로 취업을 준비할 때 무엇을 고려해야 하는지 알아보기로 하자.

미국 NP로 취업 준비를 할 때는 1개의 희망 사항과 2개의 근무 조건을 염두에 두자. 1) 목표와 애정(Aim & Affection), 2) 비금전적 보상(Benefits), 3) 임금(Compensation). 알기 쉽게 ABC 순서로 정렬했으나 각자 입장과 상황에 맞춰 우선순위를 정하면 된다.

Aim & Affection: 목표와 환자를 향한 사랑의 마음

자신이 왜 NP가 되었는지, 왜 NP로 일하고 싶은지(Aim), 어떤 환자들을 돕고 싶은지(사랑의 마음: Affection, 예를 들면 어린이, 성인, 노인, 홈리스, 암환자 등등), 그리고 어떤 의료 시설에서 일하고 싶은지(Aim)에 대한 각자의 답변이 필요하다.

예를 들어, A라는 NP가 노인 치료 및 건강 증진에 특별히 관심이 있고, 노인 거동이 불편함을 알고 집에 찾아가 환자들을 돌보는 것에 관심이 있다고 하자. A의 사랑(Affection)의 대상은 노인들이고, 목적과 목표(Aim)는 각 노인 환자의 집을 방문해 그들을 진료하고 건강 증진을 돕는 일이다. 반면에 B라는 NP는 특정 환자들에 대한 마음은 없지만, 환자들을 두루 보는 것을 좋아하고, 종합병원에서 일하고 싶다고 생각한다. B의 사랑(Affection)의 대상은 나이와 상관없이 모든 환자이고, 목적과 목표(Aim)는 종합병원에서 치료하는 것이다. 즉, NP 각자가 도와주고 싶은 환자의 종류와 그에 맞는 의료 시설을 찾는 과정이다.

그럼 NP는 어떤 의료 관련 시설에서 일할까? 환자들이 방문하여 NP의 진료를 받는 의료 시설에는 종합병원, 대학 병원, 개인 병원, 양로 병원, 재활 센터, 국군 병원, 시니어 리빙 센터, 감옥 내 의료센터, 약물 중독 관리 센터, 비만 클리닉, 영양 주사 클리닉, 학교(초등학교, 중학교, 고등학교), 대학교, 보건소, 응급치료 센터, 대기업 내 자체 클리닉 등이 있다. 홈 헬스와 호스피스 케어는 NP가 환자의 집을 방문해 진료 및 치료한다. 마지막으로 원격 화상진료를 제공하는 NP는 자신의 집에서 일할 수 있다.

의료 시설에서의 근무 시간은 어떨까? 풀타임 기준은 주 40시간 또는 36시간이다. 한 주에 36시간 이상을 근무하면 풀타임 복리 후생을 제공한다는 뜻이다. 병원 운영 시간에 따라 의료진의 하루 근무 시간이 정해진다. 1차 진료를 하는 개인 병원(의원)은 일반적으로 아침 9시에서 저녁 6시까지 또는 아침 8시부터 5시까지 진료한다. 이런 경우 NP는 8시간을 일하고 주 5일 근무한다. 이와 달리 24시간 운영하는 2, 3차 진료 병원과 응급센터에서는 10시간 주 4일, 12시간 주 3일을 근무한다. 파트타임은 각 NP의 상황에 맞는 시간에 일을 하는데, 각 의료 시설에는 파트타임 시간에 대한 기준이 있고 그에 따른 복리 후생이 제공된다.

Benefits: 비금전적 보상

회사(의료 기관)에서 제공하는 복리 후생과 보이지 않는 복리 후생까지도 포함한다. 회사가 제공하는 복리 후생에는 의료보험, 퇴직연금, 유급 휴가, 각종 직원 혜택(자기계발 비용, 휴가비, 경조금 지원 등)이 있고 그 외에도 많다. 이는 회사의 경제적 규모, 직원 복리 후생에 대한 생각, 노조 유무, 회사의 목표 및 기타 사항에 따라 달라진다. 노동법 또는 기타 법규에 의해 그 제공 범위를 결정할 수 있다.

예를 들어보자. 로스앤젤레스 카운티 병원(한국으로 치면 부산시가 운영하는 병원)에 취직한 NP는 의료 공무원이고 복리 후생은 여러 방면에서 비할 데 없이 훌륭하다. 일하는 동안 각종 휴가, 자기계발

비 및 학비 지원을 받을 수 있고, 일정 기간 이상 일하고 퇴직할 때
는 노후 보장이 될 만큼의 퇴직연금과 의료보험을 제공한다. 반면
에 사기업인 종합병원이나 일반 개인 병원(의원)은 카운티 병원에
못 미치는 복리 후생을 제공할 가능성이 높다. 하지만 이러한 복리
후생 제도만으로 어느 회사가 더 좋다고 판단하기는 어렵다. 어떤
NP는 의료보험이나 퇴직연금에는 관심이 없고 더 높은 시급만을
원할 수도 있고, 학비 대출 지원을 원하는 등, 각 NP의 입장, 바람,
필요 욕구가 전부 다르기 때문이다.

Compensation: 금전적 보상, 즉 임금

NP가 받는 임금은 시급제와 계약제로 나뉜다. 예를 들어, A
라는 NP는 시간당 급여를 100불 받고 주 40시간을 일한다면 주
4,000불을 받는 시급제다. 월급은 주로 2주일에 한 번씩 받거나 혹
은 한 달에 한 번 받기도 한다. 그렇다면 A의 연봉은 192,000불
(100불×160시간×12개월)이다.

계약제는 시간당 급여를 계산하기가 어려운 업무에 많이 적용
되는데 환자당 진료 수가를 받는다. 주로 홈헬스, 호스피스 케어,
원격 화상 진료를 할 때 이용한다. 집을 방문해 진료 및 치료한다
고 할 때 어떤 기준으로 시간을 산정할까? 예를 들어, 환자 C는 부
산 해운대에 살고 있다. B라는 NP는 대구에 살고 환자 C를 만나기
위해 대구에서 부산 해운대까지 가야 한다면 환자를 보러 가는 통
행 시간도 시급에 넣어야 하는데 그 기준을 잡기가 애매하다. 이런

경우 환자당 진료 수가를 받는 것이 적절하다. 이런 계약제는 환자를 많이 볼수록 임금이 올라가므로 동기 부여가 되지만 환자가 많지 않으면 수입이 줄어들 수도 있다.

지금까지 미국 NP 취업의 ABC를 살펴보았으나 이를 다 충족하지 못하는 경우도 있다.

첫 번째는 영주권의 소지 여부다. 미국에서 합법적으로 일할 수 없는 신분이라면 위 ABC는 잠시 뒤로 물러놓아야 한다. 다행히도 NP는 영주권을 받기 수월한 편이고 시간도 오래 걸리지 않는다. 그러므로 처음에는 비자나 영주권을 스폰서 해주는 회사(의료 시설)에서 일해야 한다, 영주권을 받고 난 후에는 내가 원하는 장소, 원하는 일, 원하는 복리 후생 그리고 원하는 임금을 선택할 수 있다.

두 번째는 신규 NP라면 ABC를 만족하지 못할 수 있다. 임금이 생각보다 적거나 복리 후생이 약한 회사, 또는 내가 원하는 회사가 아닐 수 있다, 이때는 원하는 직장이 나올 때까지 기다릴 수도 있고 일단은 잡 오퍼를 한 직장에서 먼저 일할 수도 있다. 영주권을 준비하고 신규 NP로 경험을 쌓는 1~2년은 금방 지나간다. 처음부터 내가 원하는 직장을 잡으면 좋겠지만, 그렇지 못할 수도 있으니 마음의 준비를 하면 된다.

조심해야 할 병원?

NP로 취업할 때 조심해야 할 직장 유형이 있다. 나의 경험에 따

른 것이니 모든 직장이 그렇다는 이야기는 아니지만, 참고할 부분
은 있을 것이다.

직장을 구하기 전에는 "지금 NP 직장 구해"라고 여러 곳에서 사
람들에게 알리고 다니길 바란다. 여러 방면에서 직장 정보를 얻을
수 있기 때문이다. 규모가 큰 병원이라면 당연히 서류와 면접 전
형이 꼼꼼하고, 회사 규정대로 사람을 뽑는다. 그렇지만 많은 NP
가 진료하는 곳은 1차 진료 기관, 즉 개인 병원일 가능성이 높다.
우선 면접 가기 전 주위 동료들에게 들어갈 직장에 대해 한 번 물
어보고 가도 좋겠다. 그중에 여러 정보를 얻을 수 있다. 예를 들어,
이런 식이다.

1) 영주권 발급을 잘 해주지 않는다면? 그전의 누군가는 일만
   하고 영주권을 못 받았다는 말이다.
2) NP가 자주 바뀐다? 같이 일하는 동료나 의사가 고약하거나
   안전하게 진료를 하지 않는 경우도 있다(적정치 이상의 진통제를
   환자가 달라는 대로 준다거나).
3) 의사의 배우자가 막강한 권한을 행사하는 경우다. 이런 경우
   NP에게는 두 명의 보스가 있는 셈이다.
4) 의사가 진료 외의 일로 바쁜 경우다. 의사가 NP에게 모든 진
   료를 맡기고 다른 일에 바쁘면 신규 NP는 큰 위험 부담을 느
   낀다.

실제로 2, 3번은 친한 동료 두 명에게 있었던 일인데, 동료 1은 한 달 만에 그 개인 병원에서 나오면서 그전에도 그런 케이스가 있었다고 이야기했다. 몇 달 후 동료 2가 그 직장을 간다고 할 때 동료 1 이야기를 했지만, "저한테는 그런 일 없을 거예요"라고 말했다. 그런데 동료 2도 5개월 만에 상처를 입고 직장을 그만두었다. '나한테는 그런 일 없을 거야'라고 자신하기보다 '나에게도 그런 일이 충분히 일어날 수 있다'라는 것을 염두하고 취업 준비를 하길 바란다.

인터뷰는
무엇을 준비하나?

취업 서류 전형이 통과되면 보통 인터뷰를 보는데 이것이 취업의 마지막 관문이다. 인터뷰할 때 마음 자세, 인터뷰 진행 중 태도, 인터뷰 후의 매너에 대해 살펴보자. 병원에서는 무엇을 알고 싶어 인터뷰를 하는지 생각해보고 예상 질문으로는 어떤 말이 오가는지 확인해보자.

인터뷰할 때 마음 자세

인터뷰 생각만 해도 떨릴 수 있다. 불안한 것은 미래가 확실하지 않고 내가 과소평가를 당할 것 같고, 인터뷰를 망칠 것 같은 마음이 앞서기 때문이다. 생각의 초점을 알 수 없는 미래와 상대방에게 두지 말고 현재의 나에게 맞추면 된다.

'나는 이 일에선 세계 최고야.' '이 정도면 충분해.' '나는 여기에 꼭 필요한 사람이지.' 이러한 생각으로 인터뷰에 임하자. 그리고 인터뷰는 회사만 당신을 검토하는 일방통행이 아니고 서로 알아가는 쌍방통행이라고 생각하자. 회사가 당신을 뽑더라도 거기서 일하는 것은 당신 선택이므로 취업이 꼭 회사의 의지에 달린 일만은 아니기에 당당한 자세로 인터뷰할 수 있다.

인터뷰할 때 태도

태도에 관해서는 우선, '존엄하게'라고 말하고 싶다. 다시 말해 인터뷰할 때 당신의 존재 가치를 잘 드러내는, 우아한 몸 자세이다. 자세히 설명하자면 단정한 옷차림을 하고 면접관이 앉아 있는 방향으로 척추를 세워 똑바로 앉고, 다리는 꼬지 않는다. 얼굴은 웃는 얼굴을 하고, 말할 때는 상대방과 눈을 마주치고, 상대방이 잘 알아들을 수 있는 목소리로 천천히 말한다. 들을 때는 경청한다. 잘 모르는 질문을 받았을 경우 다시 설명해달라고 정중히 부탁한다. 질문의 답이 잘 생각나지 않거나 혹은 모르거나 애매하다면 생각할 시간을 달라고 하거나 잠시 생각한 후에 답하겠다고 한다. 그리고 질문을 메모한다. 이러한 모습을 보며 면접관은 당신이 답을 제대로 하지 못한 사람이 아니라 신중하고 믿을 만한 사람으로 기억할 수 있다.

인터뷰 목적과 그에 맞는 예상 질문

병원에서 인터뷰를 통해 알고 싶은 것은 무엇일까? 병원이 찾는

NP는 다음과 같은 질문에 답해야 한다. 자격 조건이 되는지, 어떤 경험이 있는지, 환자를 사랑하는 마음이 있는지, 팀 플레이를 잘할 수 있는지, 전문 직업 의식이 있는지, 어떤 목표를 가졌는지 그리고 개인 취향은 무엇인지 등의 질문에 어떻게 답했는가를 기준으로 병원에서 필요한 인재라는 판단이 서면 제안을 할 것이다.

각 인터뷰 목적에 맞게 예상 질문을 생각한 후, 이 질문들을 기반으로 가기 전에 연습해보길 바란다. 옆에 나온 '예상 질문들'을 참고하라. 최대한 솔직하고 담백하게 답하는 것이 좋다. 그러나 병원들이 듣고자 하는 전문적인 대답들도 있으므로 경험 있는 NP들에게 코치를 받는 것도 좋은 방법이다.

NP의 인터뷰 질문

위 질문들에 대답했다면 다음은 NP가 궁금한 것을 물어볼 차례다. 다음과 같은 질문을 해보면 좋다.

1. 이 병원에서 NP는 어떤 역할을 합니까?
2. 하루에 몇 명의 환자를 봅니까?
3. 환자 스케줄은 제가 짭니까?
4. 전화를 받아야 합니까?
5. 저의 슈퍼바이저 의사는 누구이고 어떻게 협력합니까?
6. 이곳에서 일하면 어떤 점이 좋습니까? 어떤 혜택이 있습니까?
7. 문제 발생 시 누구에게 연락합니까?

➔ 인터뷰 예상 질문들

인터뷰 목적	예상 질문들
자격 조건	• 왜 우리가 당신을 선택해야 합니까? • 이 전문 분야를 선택한 이유는 무엇입니까? • 59세 여성이 고혈압으로 내원했습니다. 그녀는 눈에 띄게 불안해하며 손을 비비고 있습니다. 그녀를 어떻게 하시겠습니까? • 천식, 발작이 의심되는 초등학생 아동을 어떻게 치료하시겠습니까?
경험	• 과거에 임상 응급 상황에서 사용한 방법과 우리 시설에서 응급 상황 시 어떻게 대처할지 말씀주세요. • 과거에 당신이 한 실수가 있다면 어떻게 처리했는지 알려주세요. • 전 생애에 걸친 연령대를 치료한 경험이 있습니까? 급성 치료가 필요한 원격 의료에 대한 경험이 있습니까? • 환자가 허용량 이상의 진통제를 요구하면 어떻게 하시겠습니까?
환자를 사랑하는 마음	• NP가 되기로 결심한 이유는 무엇입니까? • 환자의 치료 경험에 어떻게 기여하고 있습니까? • 흥분한 환자가 있다면 어떻게 대응하시겠습니까? • 환자의 가족에 대한 귀하의 대처법은 무엇입니까?
팀 플레이	• 환자의 진단이나 치료에 대해 의사와 의견이 일치하지 않았던 때가 있습니까? 그런 상황에서 어떻게 처리했습니까? • 함께 일하기 부담스러운 직원은 어떻게 대하시겠습니까? • 귀하는 의사소통이 얼마나 중요한 기술이라고 생각하십니까? • 새 동료를 멘토링하는 것에 대해 어떻게 생각하십니까? • 부서내에서 팀워크를 어떻게 촉진할 수 있을까요?
전문 직업 의식	• 환자가 해선 안 될 요구를 할 때, 예를 들면 신경증 약을 적정량보다 많이 달라고 할 경우 어떻게 대처하겠습니까? • 비윤리적인 행동을 목격했던 경우, 당신은 어떻게 대응했습니까? • 소아 환자의 신체적 학대가 의심되는 경우 어떻게 처리하시겠습니까?
목표	• 왜 NP가 되었습니까? • NP로서 궁극적인 목표는 무엇입니까? • NP로서 기대할 수 있는 몇 가지 도전 과제는 무엇입니까?
개인적 질문	• NP로 일하면서 당신의 장점과 단점은 어떤 영향을 주고 있습니까? • 개인적 행복을 어떻게 추구합니까? 스트레스를 푸는 방법은 무엇입니까? • 스트레스가 많을 때는 어떻게 일할 것인가요?

8. 원격 화상 진료를 제공합니까?

9. 이 병원의 궁극적인 목적은 무엇입니까?

10. 새로 입사하는 NP에게 어떤 것을 기대합니까?

이런 부분을 물어보는 것은 NP의 당연한 권리다. 주저하지 말고 질문하라고 권한다.

인터뷰가 끝난 후 매너

인터뷰를 마친 후 감사 카드를 면접관에게 보낸다면 좋은 인상을 줄 수 있다. 인터뷰할 때 면접관의 이름, 일하는 부서 등을 알아 두는 것도 준비 작업이다. 설사 이번에는 면접 통과를 못 했더라도 다음 기회가 주어질 수도 있다. 이런 목적이 아니더라도, 이런 태도는 미국 생활에 필요한 기본 매너이기도 하다.

인터뷰에서 취업으로 이어지지 않았다고 해도 인터뷰 경험 자체는 신규 NP에게 상당한 도움이 된다. 낯선 경험을 하고 두려움을 마주한다는 것은 취업 유무와 상관없이 엄청나게 성장하고 있다는 증거다. 당당하게 인터뷰에 응하자.

급여 체계에 관한 거의 모든 것
: 시급부터 노조 가입까지

직업을 고를 때 연봉 수준을 생각하지 않고 고를 수 있을까? 사람마다 차이가 있지만 통상 상당히 중요한 직업 선택 기준일 것이다. 한국에서는 연봉을 산정할 때 월급, 상여금, 각종 수당, 인센티브를 포함한다. 이러한 월급 및 연봉의 지급 체계는 각 기업에 따라 천차만별이다. 여기에서는 미국 RN과 NP의 연봉 체계에 대해 알아보자.

시간당 급여(시급)와 연봉

미국 병원에서 채용한 대부분의 RN과 NP는 시급(Hourly Wage)을 받는다. 시간당 급여는 작게는 각 부서마다, 병원마다, 크게는 시나 주마다 다르다. 여러 이유가 있겠지만, 간단히 말해 각각의 RN과 NP의 경험이 다르고, 병원 부서 예산이 다르고, 병원 크기와 병원 오너십이 다르고, 도시 및 주의 물가 수준(집값, 렌트비, 생활비)이 다르기 때문이다. 그래서 시급만으로는 어떤 RN과 NP가 더 많이 받고 적게 받는다는 판단을 하기 힘들다.

통상적으로 시급은 2주에 한 번, 각 병원이 정한 날, 예를 들면 매달 5일과 20일 또는 매달 둘째 주, 넷째 주 금요일에 받는다. 한국에서는 12번 월급을 받지만, 미국에서는 2주에 한 번씩 26번 임금을 받기 때문에 13번 월급을 받는 것과 같다. 따라서 미국 RN과 NP의 연봉(Salary)은 시급과 일하는 시간의 곱으로 환산하면 된다.

아래 예시로 소개하는 잡 오퍼는 캘리포니아 로스엔젤레스 소재 4년 차 정신과 RN으로 취업할 때 받은 것이다. 이를 보고 연봉 계산을 같이 해보자.

12시간 시프트, 통상 한 달에 13번 시프트를 일하게 되는데, 즉 매달 156시간 근무하게 된다. 여기 잡 오퍼의 시급은 $46.23이다. 12개월 × 156시간 × $46.23 = $86,542이다. 현재 한화 시세(1달러 = 1,300원)로 연봉을 계산하면 약 1억 1,250만 원이다. 이 연봉을 26번에 걸쳐 2주에 한 번씩 받는다. 이것을 기준 연봉이라고 한다. 여기에 오버타임을 하면 받는 1.5배 시급과 연휴에 일하면 2배 시급을 받는 것을 감안하면 실제 받는 급여 금액은 기준 연봉보다 훨씬 높아진다. 계약 시간보다 더 많은 일을 해 받는 급여를 자기 연봉에 포함할지는 각자의 판단에 맡기겠다.

NP의 연봉은?

이처럼 캘리포니아 기준 4년 차 RN의 연봉은 1억을 넘는다. 그
럼 NP의 연봉은 얼마나 되는지 궁금할 것이다. 미국 NP의 연봉 역

➜ 주별 NP의 연평균 급여(2021년 5월 기준)

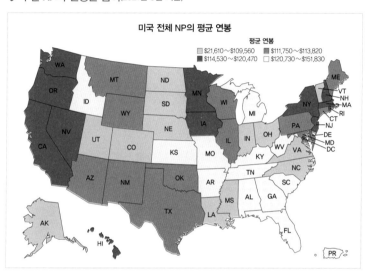

➜ 높은 연봉 책정 주

주	고용 수	직업 1,000개당 고용*	입지 계수**	평균 시급	평균 연봉
캘리포니아	17,400	1.05	0.63	$ 72.99	$ 151,830
뉴저지	6,690	1.74	1.04	$ 65.87	$ 137,010
뉴욕	15,190	1.75	1.05	$ 64.39	$ 133,940
워싱턴	3,730	1.16	0.70	$ 62.90	$ 130,840
매사추세츠	7,330	2.16	1.30	$ 62.28	$ 129,540

* 직업 1000개당 고용: 해당 지역의 직업 1,000개당 해당 직업의 직업(고용)수
** 입지 계수: 특정 산업이 전국 평균에 비해 얼마나 강하게 분포하는지 나타내는 지표
　출처: https://www.bls.gov/oes/current/oes291171.htm#nat

시 경력, 전공 과목(병원 부서), 의료 산업의 종류, 도시, 주, 물가에 따라 많이 다르다.

앞의 그림은 미국 노동청 2021년 5월 기준, 미국 전체 NP의 평균 연봉 통계자료이다. 아래 자료에서 NP가 상대적으로 높은 평균 연봉을 받는 주들은 별색 부분이다. 특히 미국에서 가장 높은 평균 연봉을 기록한 주는 캘리포니아주로 151,830불(1억 9,737만 원)이고 그다음은 뉴저지주로 137,010불(1억 7,811만 원)이다. 이 금액은 갓 졸업한 NP, 20년 경력 NP, 각 다른 전공 분야의 NP 등 다양한 NP의 평균 연봉임을 기억하자.

앞서는 캘리포니아 로스엔젤레스에 소재한 4년 차 RN 연봉을 공개했는데, 같은 장소에 소재한 4년 차 정신과 NP의 잡 오퍼 내역을 보면 연봉은 224,640불(약 2억 9,200만 원)이고, 시급은 120불, 12시간 시프트(shift), 주 3회 일하는 조건이다.

보이지 않는 부분의 연봉 해석

미국 대부분의 RN과 NP는 병원(의료 시설) 등에 채용되어 급여를 받을 뿐만 아니라 각 병원에서 직원들에게 제공하는 몇 가지 복리 후생 혜택을 받는다. 의료 보험, 보건 휴가(Sick Leave), 유급 휴가(Paid Time Off: PTO), 연간 휴가(Vacation), 퇴직 연금(401K)이 대표적이다.

의료 보험이 보편화된 한국은 의료 보험 지원이 큰 의미가 없을지 모르지만, 미국은 의료 보험비가 상당히 비싼 점을 감안해야 한다. 직원들이 아플 때 쉬거나 휴가를 가더라도 연간 정해진 한도의 날짜 동안은 임금을 준다. 한국의 보건 휴가, 월차 및 연차와 비슷한 개념이다. 은퇴 준비를 위한 퇴직 연금(401K)도 회사에서 일정 부분 지원한다. 이는 미국 국세법 401(k)항에 정의된 것처럼 고용주가 후원하는 확정기여형 개인 연금(저축) 계정이다. 정기적인 직원 기여금은 급여에서 직접 나오며, 여기에 고용주가 같은 비율로

➜ 복리 후생을 포함한 연봉 계산법(예시)

Position Details	직위 세부 정보
• Psychiatric Mental Health Nurse Practitioner • Rural hospital on a Military base.	• 정신과 전문간호사 • 군사 기지에 시골 병원
Benefits: • Match contributions up to 5% • 11 paid holidays calendar year • 13 days sick leave(carry over each year no limit) • 13 to 26 days of vacation annually(carry over up to 240 hours) • Federal position: All state licenses accepted. Medical malpractice liability insurance is not required for federal civilian healthcare providers as they are covered by the Federal Tort Claims Act(28 U.S.C. § 1346(b)) while acting within the scope of their employment.	**복리 후생 혜택:** • 퇴직 연금 기여금 최대 5% • 연간 11일 유급 휴가 • 13일 병가(연간 무제한 이월) • 연간 휴가 13~26일(최대 240시간 이월) • 연방 직위: 모든 주 면허 허용. 연방 민간 의료 서비스 제공자는 고용 범위 내에서 행동하는 동안 연방 불법 행위 청구법(28 U.S.C. § 1346(b))의 적용을 받기 때문에 의료 과실 책임 보험이 필요하지 않습니다.

미국 캘리포니아 평균 연봉 151,830불을 기준으로 해서 복리 후생의 금전적 혜택을 계산해보자. 하루 8시간, 주 40시간을 일한다고 가정하면 시급은 79불이다.

- 퇴직 연금 기여금 최대 (151,830 × 5%) = 7,592불
- 연간 11일 유급 휴가 = 11일 × 8시간 × 79불 = 6,952불
- 13일 병가(연간 무제한 이월) = 13일 × 8시간 × 79불 = 8,216불
- 연간 휴가 13~26일(최대 240시간 이월)
  ⇒ 신규 채용이므로 13일 기준 × 8시간 × 79불 = 8,216불

위의 퇴직 연금 및 휴가 급여 합계= 30,976불, 즉 기본 연봉 151,830불의 약 20%에 해당하며 의료 보험비를 계산하지 않은 점을 고려하면 20% 이상이라고 할 수 있다.
따라서 실제 연봉은 대략 151,830 + 30,796 = 182,626불(약 2억 3,741만 원) 수준이다.

기업출연금(Matching Contribution)을 보탠다. 따라서 복리 후생 지원 여부 및 지원 정도는 미국의 RN과 NP가 병원을 선택할 때 상당히 중요한 비중을 차지한다. 복리 후생 지원 여부는 직원들에게 정서적 안정을 줄 수도 있고 어느 정도까지는 금전적으로 계산할 수도 있는데 통상 연봉의 15~30% 정도이다. 앞에서 미국 군사 기지 시골 병원의 정신과 NP(Psychiatric Mental Health Nurse Practitioner)의 채용 광고를 살펴보며 보이지 않는 부분의 연봉(복리 후생)을 계산해 보았다.

소득세금을 내지 않는 주가 있다?

미국이든 한국이든 얼마의 연봉 또는 시급을 받을 때는 항상 세금이 부과된다. 즉, 근로 계약을 맺고 일을 해서 받는 돈을 세법 언어로 근로 소득이라고 한다. 한국에서는 이 근로 소득에 대한 세금을 국세청에서 일괄 징수하지만, 미국에서는 미국 연방 정부 국세청(Internal Revenue Service; IRS)과 각 주 정부에서 세금을 각각 징수한다. 주와 상관없이 미국 전역에서 발생하는 모든 근로 소득에 대해 연방 국세청에 세금을 내고, 동시에 그 소득이 발생한 각 주 정부에도 세금을 낸다.

예를 들어 캘리포니아에 사는 NP는 자신의 근로 소득에 대해 미국 연방 소득세와 캘리포니아주 소득세를 함께 내야 한다. 주 소득세에는 누진세율 또는 고정세율이 적용된다. 누진세율은 소득이 높을수록 세율이 높아지고, 고정세율은 모든 소득에 동일한 세율을 적용하는 것을 말한다. 누진세율을 적용하는 캘리포니아주는 1~13.3%, 뉴저지주는 1.4~10.75%로 소득세율을 차등 적용하고, 고정세율을 적용하는 인디애나주는 3.23%, 일리노이주는 4.95%이다.

현재 미국에서는 총 9개 주에서 근로소득세를 부과하지 않는다. 근로소득세가 없는 주로는 알래스카, 플로리다, 네바다, 사우스다코타, 텍사스, 워싱턴, 와이오밍, 테네시, 뉴햄프셔가 있다. 따라서 소득세를 부과하지 않는 9개 주에 거주하며 일하는 RN이나 NP의 연봉 실제 수령액은 소득세를 내는 주에 사는 RN이나 NP보다 3~13%까지 많다는 것을 알 수 있다.

노조 가입, 해야 하나?

미국 RN과 NP가 규모가 큰 병원(의료 시설)에서 일한다면 노조 없는 직장, 노조 자동 가입 직장 그리고 노조 가입을 선택할 수 있는 직장이 있다. 노조에 가입해야 하는 병원에서 일해본 경험을 중심으로 서술해보겠다.

1) 노조가 있는 병원은 같은 지역의 타 병원에 비해 일단 시급이 높다. UCLA 병원에는 노조가 있는데, 내가 RN으로 채용될 당시 같은 지역 내 병원에 비해 시간당 7~10불이나 높았고, 매년 업무 수행 능력의 평가 기준 만족 시에는 자동으로 일정 퍼센트(4%)의 급여 인상이 있었다. 시급이 최고치에 달해 더

이상 인상하기 어려우면 인센티브를 주는 등 다른 방식으로 노조와 협상해 급여 인상을 했다.

이는 노조가 없던 다른 병원에서 일했을 때 병동 매니저 재량으로 급여 인상 퍼센트가 결정되어 직원마다 급여가 달랐던 것과는 대조적이었다. 물론 일을 더 잘하는 사람의 인상률이 더 높으면 좋겠지만, 분명 매니저의 주관적인 판단이 개입되며, 한두 명만 급여 인상이 되고 나머지는 거의 안 된 사례도 있다. 또 매니저가 부서의 급여 인상 예산을 얼마나 아끼는지에 따라 매니저가 받을 연봉 인센티브가 달라지는 경우 매니저는 직원 고과점수를 관대하게 주지 않았다. 그리고 부서 내 시급 인상률이 각각 다르면 직원 사이에 위화감도 높아졌다.

2) 노조가 있는 병원은 초과 근무, 점심시간, 휴일 근무 등 각각의 복리 후생을 칼 같이 지켰다.

3) 노조가 있다면 근무 연수에 따라 우선권이 주어지는데, 예를 들면 크리스마스에 여러 직원이 휴가를 내면, 연수가 많은 직원이 우선적으로 휴가를 허가받는다.

4) 2주마다 급여에서 자동으로 노조 활동비가 빠져나간다.

5) 노조가 있으면, 한 직원의 임상 수행 능력이 떨어져도 쉽게 해고하지 못하고, 해고될 상황이 되어도 여러 번의 패자부활전, 즉 만회 기회를 준다. 그러나 이런 직원과 같이 일하는 동료들은 힘들다. 또한, 회사 측이 부당한 이유로 직원을 해고

할 수 없다.

6) 한 직원이 부서 이동이나 업무 이동을 할 때 노조가 부서 매니저의 의사결정을 방해할 수도 있다.

미국의 많은 간호사가 캘리포니아주에서 일하는 것을 선호한다. 중요한 이유 하나는 간호사가 환자에게 안전하고 질적인 간호를 제공할 수 있도록 하는 법적인 제도가 있기 때문이다. 1999년도에 제정되고 2004년 1월에 시행된 간호사당 적정환자 비율법(CALIFORNIA RN STAFFING RATIO LAW)이다. 이 법은 캘리포니아 간호사 노조협회(California Nurses Association)가 법 제정을 후원했고, 각 병동 및 부서마다 그에 맞는 적정 환자 수를 규정한다. 현재 미국 전역에 간호사당 적정환자 비율법을 시행하는 주는 캘리포니아주와 매사추세츠주이고 다른 12개 주는 이와 비슷한 시행규칙을 적용한다.

병원에 있는 노조에 가입 여부를 선택할 수 있다면 위 사항들을 생각해보고 결정하길 바란다.

연봉 팁

미국 RN의 연봉은 각 병원이나 부서가 정한 규정대로 결정되는 사례가 많지만 NP는 조금 다르다. 각 개인의 협상 능력에 따라 많이 높아질 수 있다. 이번 장에서 NP 연봉과 연봉 외 사항을 자세히 적은 이유는 많은 NP가 1차 진료 개인 병원(의원)에서 근무하는 것을 감안했기 때문이다. 개인 병원에 다니니까 '그런 복리 후생은 언감생심 꿈도 못 꾼다', '우리 병원이 나한테 영주권 스폰서 해주는 게 어딘데 그런 것까지 요구하나', '우리 병원은 환자가 많이 없는데' 등등 많은 이유가 있을 것이다. 그런데 직원에게 복리 후생 혜택을 주면 회사에서는 경비를 뺄 수 있고 세금 혜택이 주어진다는 것도 알아야 한다.

첫째, 1차 진료 개인 병원(의원)에서 일하면서 연봉 협상할 때는 자기가 생각하는 연봉의 30%는 더 올려 협상을 시작해보는 게 바람직하다. 그러면 적어도 병원에서 제시하는 금액보다 많이 받을 가능성이 있고, 생각지 못했던 연봉 인상 금액으로는 은퇴 연금을 넣고, 휴가 가거나 아플 때, 즉 일하지 못할 때 비용으로 쓰면 된다.

둘째, 자신의 연봉 정보를 동료들과 공유하는 것이 좋다고 나는 생각한다. 어떤 NP는 그 정보를 개인적인 것이라 생각하고 공유하지 않을 수도 있는데, 이 선택 또한 존중한다.

여기서는 연봉 정보를 공유하면 좋은 점을 적어볼까 한다. 처음에는 나와 비슷한 경력으로 일하는 NP가 나보다 연봉이 많으면 자존심이 상하거나 질투도 날 수 있다. 그러나 다른 NP의 연봉 정보는 다음 해 연봉 협상 시 상당히 도움이 될 것이다. 같은 일을 수행하는데 이왕이면 높은 연봉을 받는 게 당연한 것 아닌가? 예를 들어 현재 시급 70불을 받는다면 여기서 얼마나 더 올라갈 수 있을까? 10% 인상이 가능할까? 확실하지 않다. 그러나 만약 같은 일을 수행하는 NP가 시급 80불을 받는 것을 안다면, 80불 이상도 협상이 가능하지 않을까? 이렇게 되면 전반적으로 NP 시급이 올라갈 수 있지 않을까? 이번 해 연봉이 다른 NP보다 낮다고 해서 앞으로도 낮을 거로 생각하지 않기를 바란다. 이런 이유에서 개인 병원 고용주가 NP를 고용할 때 다른 NP와 연봉 정보를 공유하지 않는 것을 채용 조건으로 걸거나 회유책으로 시급을 더 얹어 주는 게 아닐까?(실제로 동료 NP에게 있었던 일이다.) 내 연봉이 같은 일하는 다른 NP보다 적거나 몇 년간 연봉 인상이 없다면 왜 그런지 분석해 보고 빠른 의사결정을 하는 것도 하나의 방법이다.

셋째, 연봉과 관련된 새로운 트렌드를 소개하고 싶다. 캘리포니아주의 NP 연봉은 상대적으로 높지만, 주 물가도 높다. 그리고 코로나 팬데믹을 겪으면서 많은 NP가 화상 원격 진료(Telehealth)를 할 수 있게 되었고 그에 대한 의료 수가도 받기 쉬워졌다. 최근에도 내가 아는 3명의 정신과 NP와 1명의 RN이 텍사스로 이사 갔다. 이들은 텍사스주에서 살지만, 캘리포니아주에 있는 병원에 소속되어 화상으로 원격 진료한다. 이렇게 하면 높은 연봉도 받으면서 생활비, 집값 그리고 주 정부 세금을 아낄 수 있으므로 상당히 매력적인 방식이다.

인내의 시간: NP가 프랙티스를 하기까지는 적어도 1년

한국은 의료보험공단에서 병의원에 의료 수가를 지급한다. 즉, 의료진은 환자를 진료하고 치료한 것을 의료보험공단에 청구하면 의료 수가를 받을 수 있다. 하지만 미국은 한국과 달리 보험회사가 여러 개 있고 환자가 가입한 보험에 따라 각 보험회사에 의료 수가 지불을 청구해야 한다.

미국 의료 시스템은 환자(Patients), 의료진(Providers, 개인 및 기업형 의료 기관 포함), 보험회사(Payers)로 이루어져 있다.

환자가 의료서비스를 받으려면 보험에 가입해야 한다. 주치의를 정할 수도 있고 정하지 않을 수도 있다. 그러나 주치의를 정하면 한국처럼 이비인후과, 심장과, 비뇨기과 방문을 환자의 의지와 생각에 따라 자유롭게 할 수 없다. 주치의의 소개가 있어야만 다른 전문 병원을 찾아갈 수 있다. 또한 주치의를 정하지 않고 전문 병원을 찾아다닐 수는 있지만 매달 내는 보험료가 상당히 높아 부담이 된다.

의료진은 환자에게 의료서비스를 제공한다. 의료진이 환자를 본 다음, 의료 수가는 환자의 보험회사에서 지불하는데 계약된 의료서비스에 정해진 금액 내에서 지급된다. 보험회사는 연방정부 보험회사(Medicare: 만 65세 이상이면 누구나 받는 혜택), 주정부 보험회사(Medicaid: 저소득층에게 주는 보험 혜택), 사기업 보험회사들(Blue Cross Blue Shield, Aetna, UnitedHealthCare, Cigna 등)이 있다.

미국 의료 시스템 안에서 NP는 의료진에 속한다. 환자를 진료하고 치료하는 의료 서비스를 제공하고 난 후에 그에 따른 보수를 받는다. 그래서 NP가 되는 과정은 의료 서비스를 제공하고 의료 수가를 받을 준비를 하는 과정이다.

첫 번째 단계: NP 자격증 획득

NP 면허와 자격을 취득하는 것이다. NP 프로그램을 마치고 졸업했다면 NP 면허와 NP 일반 약 처방권(NP Furnishing)을 각 주 간호국에 신청해 받는다. 이 두 면허를 받는 데는 6주에서 12주 정도가 걸린다. 주 간호국은 각 학교에서 보내는 지원자의 성적과 졸업 여부를 검토하기 때문이다. 학교에서 학생 졸업 후 성적증명서를 마무리하는 데 보통 한 달 정도 걸린다. 캘리포니아와 뉴욕주에서는 NP 자격증 없어도 NP 역할을 할 수 있지만, 자격증(NP Certificate)이 없으면 각종 보험회사에 의료 수가를 청구할 수 없으므로 반드시 필요하다. 관련된 자세한 내용은 2장, "한 번에 정리하는 NP되기 3단계 프로세스" 항목에서 상세히 설명했다.

두 번째 단계: NP로 취직

위에서 말한 NP 라이센스, 일반 약 처방권, 마약 처방권, NPI 번호 획득 후 취업을 준비한다. 취업에 대한 사항은 4장의 "미국 NP 취업을 위한 ABC"를 참고하길 바란다. 여기까지는 환자를 볼 수 있다는 말이다. 그렇지만 환자를 본 의료 수가는 받을 수 없다. NP와 보험회사들과 계약을 맺지 않았기 때문이다. 이러한 계약을 하는 것을 자격인정(Credentialing)이라고 한다.

세 번째 단계: 자격인정

통상적으로 미국의 각 병원 및 의료 시설(회사) 또는 의사(개인)는 여러 보험 회사와 계약을 맺고 환자들을 진료하고 각 보험회사에 의료 수가를 청구(Billing, 빌링)한다. NP가 취직했다면, 새 NP를 고용한 병원 또는 의사는 그 NP가 환자를 진료했을 때 진료비, 즉 의료 수가를 청구할 수 있도록 업무 계약을 맺도록 한다. 이처럼 NP가 보험 회사와 계약을 하는 것을 크리덴셜링(Credentialing)이라고 한다. 즉, 보험회사는 NP가 그 보험회사에 가입한 환자들을 진료했을 때 NP가 의료 수가를 청구할 수 있는 자격을 인정한다.

병원에서는 크리덴셜링과 빌링을 전문으로 하는 직원이 있거나 외주를 주기도 한다. 따라서 취직이 된 후라도 자격인정이 되지 않은 기간에는 병원 이름 또는 슈퍼바이저 의사 이름으로 빌링을 청구하기도 한다. 이와는 달리 어떤 NP는 병원에서 채용했지만 자격인정 때까지 대기 상태로 있기도 한다.

그럼 자격인정을 누구와 어떻게 하는가?

1) 메디케어(Medicare): 온라인으로 의료진 접수를 받는다. 보통 2개월 걸린다.

2) 메디케이드(캘리포니아는 Medical) 또한 온라인으로 의료인 접수를 받는데, 보통 3개월 이상 걸린다.

3) 카운티 보험과 연결. 예를 들어 캘리포니아 주정부 메디케이드(메디칼) 등록이 되었다고 해도 각 카운티와 연결이 되어 있지 않으면 카운티 내의 환자를 볼 수 없다. 여기에 적어도 3~6개월이 걸린다.

4) 각 사기업 보험회사들과 연결하는 자격인정 프로세스는 보험회사에 따라 다르다. 보통은 2개월에서 3개월 정도 걸린다.

위에서 살펴봤듯 NP 프로그램을 졸업하고 나서 NP 면허 및 자격을 따고, 약물 처방권을 받는 데 걸리는 시간이 3~5개월, 취직을 준비하고 취업하는 기간은 대략 2~3개월, 자격인정까지의 시간은 3~4개월 정도 걸린다. 즉 NP로서 환자를 보고 그 환자의 의료 수가를 각 보험회사로부터 받기까지는 1년 정도 소요된다.

H 병원에서
6개월만 일한 이유

병원에서 일하면 별별 상황을 다 만난다. 나는 한때 병동에서 조직적인 따돌림의 대상이 되었던 경험도 했는데, 그 상처는 상당히 오래갔다. 너무 억울해 잠을 자다 벌떡 일어났던 적도 많았다. 나는 약간 치사하지만 내 방식대로 이 문제를 해결했다.

정신과 RN 2년 차, 캘리포니아 로스앤젤레스 근교 H 병원에 취직했다. 그 병원은 역사가 긴 종합병원으로 마그넷 인증을 받은 좋은 병원이었고, 정신과 병동도 있었다. 간호학사 프로그램(RN to BSN Program)을 다니면서 이 병원에서 공중보건 수업 실습을 하게 되었고, 그 인연으로 학교 졸업과 동시에 나이트 시프트로 취직했다.

나이트 시프트로 밤 11시부터 아침 7시까지 주 5일을 근무했는데, 사실 이 시간대에는 할 일이 많지 않았다. 주로 피크시스(Pyxis, 약 저장 기계)에서 종류별로 약 재고를 정리하고 기록, 차트 정리, 그리고 내일 아침 시프트를 위해 준비하는 일이 대부분이었다. 나는 여러 종류의 정신과 업무를 배우고자 각각의 병동에서 교육을 받고 엑스트라 시프트를 픽업했다. 그래서 내가 속한 정신과 강제 입원 병동뿐만 아니라 외래 병동(주로 상담)에서도 근무 가능했고, 우울증 치료인 전기충격치료(ElectroConvulsant Therapy: ECT) 간호사로 일해 수술실에 가서 근무하기도 했으며, 약물 및 알코올 중독 환자 병동에서 근무해 정신과 분야 업무를 두루 배울 수 있었다. 그러나 병원 생활은 쉽지 않았고, 점점 불편해졌다. 나는 이 병원에서 권고사직을 당했는데, '내가 왜?'라는 생각에 오랫동안 심적으로 고통스러웠다.

권고사직을 당한 그날, H 병원 간호사들은 간호사 노조 결성 여부를 투표로 진행했다. H 병원은 상당히 보수적이었고, 간호사들의 노조 결성을 온 힘을 다해 막았다. 예를 들면, 대형 마케팅 회사를 고용해 노조가 있는 다른 병원의 단점을 나열하거나, 향후 병원의 직원 복리 후생 계획 등을 홍보하기도 했다.

나는 그날 슈퍼바이저와 면담했고 그녀는 내게도 투표 참여 여부를 물어보았다. 나는 환자들의 안전 향상과 간호사의 업무 환경 개선을 위해 노조가 있는 게 좋겠다며 투표 참여 의사를 밝혔다. 그날 시프트가 끝나고 나는 권고사직을 당했고, 병원 시큐리티 팀을 따라 병동 밖으로 나가야 했다. 권고사직 전에, 본능적으로 이러한 불편하고 행복하지 않은 병원 생활을 감지했는지 나는 다른 병원 정신과 병동에 입사 지원을 하고 있었고, 그 후에 UCLA 정신과 병동에 취직할 수 있었다. 하지만 내 의지와 무관한 해고였기에 자존심에 큰 상처를 입은 것은 부인할 수 없었다.

2년 후 정신과 NP가 되자마자 옛 간호사 동료들, 타당한 사유 없이 권고사직을 종용한 그 슈퍼바이저에게 내 모습을 보여주고 싶었다. 그래서 정신과 NP로 첫 직장을 H 병원으로 정했고 취직에 성공했다. 취직 이후에도 그 슈퍼바이저는 병동에서 마주쳐도 한 번도 인사를 건네지 않았고, 오더가 필요하거나 전달 사항이 있을 때는 다른 사람을 통해 나에게 알렸다. 나한테 직접 오더를 받거나 환자 상황, 퇴원 수속 등을 물어보기는 상당히 불편했을 것이다. 그리고 이러한 상황은 나를 따돌리고 미워했던 간호사들도 마찬가지였다.

나는 정확히 6개월 동안 이 병원에서 일했고, 더 좋은 오퍼가 들어와 다른 병원으로 옮겼다. 당시에는 통쾌했지만, 지금 돌아보니 참 유치했다는 생각이 든다. 하지만 어쨌든 내 방식대로 억울함을 푸는 동시에 내가 더욱더 열심히 공부하는 계기가 되었으며, 성장케 만든 사건이었다.

시간이 지난 지금, 그때 병원에서 근무하는 내내 마음이 무거웠던 것은 다른 간호사들과의 인간관계가 원활하지 않았기 때문이며, 조직적인 '은따'(은근한 따돌림) 때문이었음을 깨달았다. 권고사직은 하나의 이벤트였을 뿐이다. 당시 나는 더할 나위 없이 열심히 일했고, 널싱 스테이션을 정말 먼지 하나 없이 반듯하게 정리 정돈했다. 병동 매니저는 이런 나에게 상당히 우호적이고 지원을 아끼지 않아 여러 교육과 훈련 기회뿐 아니라 나이트에서 아침 시프트로 근무 시간도 변경해주었다.

하지만 그럴수록 동료 간호사들과의 친밀도는 정반대 그래프를 그렸다. 나의 강박적인 정리 정돈과 빠른 일 처리, 긴밀한 매니저와의 관계에 따른 많은 교육 및 훈련 기회 획득은 동료 간호사들과의 인간관계에 있어 오히려 마이너스였다. 나는 그때 깨끗한 널싱 스테이션이 좋아 보여 열심히 책상도 닦고, 문서 정리도 했지만, 동료 간호사들은 그것을 좋아하지 않았고 냉소적이었다. 마치 나를 강박증 환자 대하듯 했다. 그리고 열심히 일하고, 빨리 일을 처리하는 것도 싫어했던 것 같다.

당시에 나는 내가 최선을 다할수록 그들이 오히려 불편할 수도 있다는 것을 꿈에도 생각하지 못했다. 병동 매니저의 눈에 들어 개인적으로 많은 교육과 훈련 기회를 가졌지만, 동료 간호사들은 그 기회가 공정치 않게 배분되었다고 생각했을 것이다. 그리고 이로 인해 나는 상당한 미움을 받을 수밖에 없었다. 그래서 '은따'를 당한 것이다. 시간이 지나며 나는 행동 의도(Intent)와는 다르게 다른 동료 간호사들에게 부정적인 충격(Impact)이 미칠 수 있음을 이해하게 되었다. 동료 간호사들과 호흡을 맞추어야 했는데, 그러지 못했던 것이다. 그리고 그것을 계속 끌어안고 살아봐야 내 정신건강에는 전혀 도움이 되지 않는다는 것을 깨달았다. 아무튼 그렇게 '은따'의 상처는 서서히 치유되고 있었다.

5장

NP의 미국 생활
A~Z까지

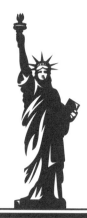

비자와
영주권

　미국에서 취업하려는 사람이라면 취업 이민과 영주권 취득이 선행되어야 정착할 수 있으므로 하루라도 빨리 비자와 영주권을 받는 법에 누구나 관심이 있다. 워낙 생소한 부분이 많아 다양한 정보를 수집해 공부하고 있을 듯하다. 이제부터 미국 NP 및 RN으로 취직한 후 진행되는 미국 취업 이민 및 영주권 수속 절차와 그에 따른 용어와 개념을 설명하고자 한다. 영주권 취득 과정을 총괄적으로 이해하고 자신의 상황에 맞게 이민법 변호사와 상의해 영주권 취득 전략을 수립하길 바란다.[2]

---

[2] 여기서 다룬 취업 이민 및 영주권 신청 정보는 현재 캘리포니아 베버리힐스에서 이민법 변호사로 활동하는 엘라이저 카푸야(Elizer Kapuya)와 에스트레야 카푸야(Estreya Kapuya)에게 받은 자문 내용을 근거로 작성했다. 미국의 이민법은 전문적이고, 복잡하고, 자주 바뀌며, 케이스 별로 다른 접근이 필요한 분야이므로 취업 이민 및 영주권 신청을 할 때는 전문가와 함께 상의해 진행하길 바란다.

쉽게 이해하는 취업 이민 절차

취업 이민 진행 절차는 여러 관련 주체가 연관되어 있고, 각각의 진행 과정도 복잡하고 어렵다. 하지만 각 주체들과 그들의 바람, 입장을 생각해보면 쉽고 정확하게 절차를 이해할 수 있다.

➔ 영주권 취득 절차

주체	입장 및 바람	취업 이민 과정 및 신청 서류
외국의 취업 희망자 / 근로자	• 대상: 한국에 사는 간호사, 간호사 지망생, 미국 유학 중인 간호사 및 NP 간호사들 • 바람: 미국에서 RN / NP로 일하고 싶다. • 행동: 미국에서 간호사로 일할 자격이 무엇인지 알아보자.	• 구직 활동 및 변호사 찾기 • 영어 공부하기 • 비자 스크린 준비
변호사 및 에이전시	• 대상: 한국에서는 이민 전문 에이전시, 미국에서는 변호사 • 바람: 미국에서 취업하려는 의뢰인의 목표를 만족시키는 방법을 찾고 그에 해당하는 절차를 도와준다. • 행동: 각종 준비 서류 검토, 인터뷰 준비를 돕는다. 바뀌는 법령이나 시행령을 계속 업데이트해 의뢰인에게 알려준다.	한국의 에이전시: 미국의 고용주와 한국의 취업 이민 희망자를 연결하고 취업 서류 준비뿐만 아니라 인터뷰 준비도 돕는다.
고용주	• 대상: 미국 내 병원 및 의료 기관들 • 바람: 미국 내에서 일할 사람을 충분히 구하기 어렵고 병원은 운영해야 하는데, 방법이 없을까? 의료 종사자는 현장에서 급하게 필요하니 정부 부처에서 이민 업무 처리를 신속히 해주면 좋겠다. • 행동: 자격 있는 외국인 RN/NP를 고용하는 것도 대안 중 하나겠다.	직원 모집 및 인터뷰
미국 노동부 (계속)	• 바람: 연방 정부의 한 부서로 임금 노동자의 복지, 취업, 노동 조건 향상을 촉진하고 개선하려는 목적이 있다. 노동권은 생존권이고 미국 시민의 기본 권리다. 따라서 외국인 노동자의 과도한 유입으로 미국 내 노동자에게 일자리 위협이 없도록 해야 한다.	• 외국인 근로자를 채용하는 고용주(회사, 병원, 의료 기관)의 재정 능력 검토 • 스케줄 A 직군 분류

[다음 쪽에 계속]

미국 노동부	• 행동: 어떤 직종이 미국 내에서 근로자를 구하기 힘든지 살펴보고 대책도 세운다. • 외국인 근로자 채용 희망 고용주가 문의하면 각종 직업과 직종의 현재 임금 시세를 알려준다. • 외국인 근로자를 채용하는 고용주(회사, 병원, 의료 기관)가 미국 내 노동자에게 우선 기회를 주는지 확인하고 미국 내 적합한 근로자를 찾지 못했을 경우, 노동부는 그 고용주에게 외국인 근로자를 채용할 수 있는 자격을 부여한다.	• 각 직업의 현행 임금 결정 및 통보 (Prevailing Wage Determination: PWD) • 구인광고 개재 확인 및 자료 검토 • 고용주에게 노동 허가서(Labor Certification) 발급
미국 이민국	• 미국으로의 귀화 및 이민 시스템을 관리하는 미국국토안보부의 산하 기관 • 이민 혜택, 체류 자격, 영주권 부여 및 시민권 관련 업무와 귀화 수속 절차를 감독한다.	미국 내에서 지원하는 이민 신청자들의 자격 여부 확인 및 승인
미국 국무부 국립비자센터	• 미국 정부의 외교 정책을 주관한다. 각종 이민 정책을 집행하고 서비스를 제공한다. • 여권 발행 기관으로 생각하면 쉽다.	영주권 문호(Visa Bulletin): 미국 외 다른 나라에서 지원하는 이민 신청자들의 자격 여부 확인 및 승인
주한 미국 대사관	미국 영토 밖의 나라에서는 미국 대사관에서 이민 서비스를 지원한다.	한국에서 미국 이민 신청자 최종 면접

취업 이민 신청 과정

노동허가서 신청, 취업 이민 신청 그리고 영주권 신청, 이렇게 세 단계로 진행된다. 각 단계별 세부 진행 절차가 있다.

1) 노동허가서 신청 및 승인: 9~12개월 소요

1-1단계: 직무 및 최소 요구 사항 공식화

변호사, 고용주 및 지원자 간의 일련의 서신을 통해 고용 예정 직원의 세부 직무 사항을 설정하는 것으로, 여기에는 직위, 직무, 최소 교육 및 경험 요구 사항, 직무 위치, 감독 대상 직원 수 및 기타 중요한 세부 정보가 포함된다.

1-2단계: 미국 노동부에 현행 임금 결정 요청(3~4개월)

직업 세부 정보가 설정되면 미국 노동부에 온라인으로 현행 임금 결정(Prevailing Wage Determination: PWD) 요청을 제출한다. 미국 노동부는 직무, 최소 요구 사항 및 기타 세부 사항을 기반으로 지정된 지리적 위치에서 해당 직위의 일반 임금을 결정한다.

1-3단계: 모집 실시(2~3개월)

구인 광고를 하고 지원자 인터뷰 및 결과 보고서를 작성한다. 능력 있고 의욕적이며 자격을 갖춘 미국인 근로자가 해당 직책에 지원하면 절차가 취소되거나 최소한 6개월을 기다린 후 다시 구인 광고를 한다.

1-4단계: 노동허가서 신청(3~4개월)

유능하고 의욕적이며 자격을 갖춘 미국인 지원자가 없는 상태에서 채용 기간이 끝나면 노동허가서(Permanent Labor Certification, PERM: ETA 9089) 신청서를 작성해 미국 노동부에 제출한다.

2) 취업 이민 신청 및 승인(I-140 서식 제출): 2주에서 6개월 소요

고용주는 미국 이민국에, 지원자가 회사의 해당 직무에 대한 모든 자격을 갖추고 있음을 보여주고 그 지원자에게 임금을 지불할 능력이 있음을 증명해야 한다. 180일 동안 유효한 노동 인증 승인 통지와 함께 취업 이민을 신청하는데 소요 기간은 보통 6개월 걸리고 속성서비스인 프리미엄 서비스(서식 I-907)를 이용하면 약 2주로 단축할 수 있다.

취업 이민 지원자의 직업별 순위에 따른 비자 유형은 다음과 같다. RN 또는 NP는 아래 표의 취업 이민 직업별 순위(Employment Based Immigration: EB)에서 2순위(EB-2) 또는 3순위(EB-3)에 해당한다.

➜ 취업 이민 직업별 순위

비자 유형	해당 대상 노동자들	노동허가서 필요 여부
EB-1A	특출한 근로자들: 체육선수, 예술가 등	No
EB-1B	뛰어난 외국 국적 교수들과 연구원들	No
EB-1C	다국적 기업에서 이전된 경영자들과 간부들	No
EB-2	미국 국익에 도움 되는 특출한 능력이나 고급 학위를 소유한 노동자들	Yes Schedule A: No
EB-3	전문 노동자들, 숙련 노동자들, 비숙련 노동자들	Yes Schedule A: No
EB-4	종교 교역자들	Yes
EB-5	투자 이민자들	No

3) 한국에서 영주권 신청 시(DS-260)

3-1단계

미국 이민국에서 취업 이민을 승인하면 미국 국무부의 국립비자센터(National Visa Center: NVC)로 서류를 이관한다. 이때 영주권 지원자는 웰컴 레터(Welcome Letter), 즉 P3(Packet 3) 레터를 받는데, 영주권 발급을 위한 수수료를 청구하는 서류다. 이 영주권 지원자에게 주어지는 'Case Number'로 다음 웹사이트에서 자신의 케이스를 확인할 수 있다.

https://ceac.state.gov/IV/Login.aspx

3-2단계

수수료 지급 후 영주권 발급 신청서(DS-260: Immigrant Visa and Alien Registration Application)를 P3 레터에 표기된 Case Number와 함께 국립비자센터에 제출한다. 영주권 지원자와 함께 이민 갈 가족들도 신청한다.

이때 다음 서류들을 준비한다. 여권 및 사진, 기본증명서, 가족관계 증명서, 혼인관계 증명서, 병력 증명서, 범죄기록 조사서, 군대 경력서, 재정보증진술서 및 재정 관련 증명 서류, 신체 검사서 등. 추가로 학력 정보, 직장 정보, 16세 이후 거주지, 외국 체류 정보들을 꼼꼼히 준비한다. 모든 문서는 영어로 번역 및 공증이 되어야 한다. 또한, 여권 만료 기간이 6개월 이상 남아 있는지를 확인하는 것도 중요하다.

3-3단계

국립비자센터는 수수료와 제출한 서류들을 검토한 후 영주권 지원자에게 인터뷰 일정서(Appointment Package for Immigrant Visa

Applicant Packet 4: P4 Letter)를 보낸다.

3-4단계

주한미국대사관에서 인터뷰 통과 후 이민 비자를 받고 미국 입국 수순을 따른다.

4) 미국에서 영주권 신청 시(I-485)

미국 내 체류 비자가 있는 사람이 미국에서의 신분을 '영주권자'로 조정 신청하는 경우다. 취업 이민(I-140) 승인을 받은 후 영주권을 받으려면 영주권 신청서(I-485: Application to Register Permanent Residence or Adjust Status)를 이민국에 제출한다. 또는 취업 이민(I-140) 신청과 영주권 신청서(I-485) 제출을 동시에 할 수 있다. 이때 여권 사진, 재직 증명서, 재정 보증서, 신체 검사서와 같은 서류를 함께 접수한다. 영주권 신청서(I-485)가 접수되면 취업 허가서(Work Permit)와 여행 허가증(Advance Parole)을 신청해 발급받을 수 있다. 다음으로 이민국의 인터뷰를 기다리고, 인터뷰 일정이 잡히면 인터뷰를 한다.

비자 스크린

1996년 발표된 개정법, 불법 이민 개선과 이민자 책임 조례 개정안(Section 343 of the Illegal Immigration Reform and Immigrant Responsibility Act, IIRIRA)은 외국인 의료 종사자들이 미국에서 취업하거나 취업

이민으로 영주권 신청 시 비자 스크린(Visa Screen)을 통과해야 한다고 명시한다.

한국인 간호사가 미국 취업 및 영주권을 신청할 때, 외국간호학교졸업생위원회(The Commission on Graduates of Foreign Nursing Schools: CGFNS)는 한국 간호사 면허, 한국 학적 기록, 미국 간호사, 면허 및 영어 능력 시험 점수 등의 서류를 검토해 비자 스크린 인증서(Visa Screen Certificate)를 발급한다. 이 인증서는 한국에서 미국 대사관 인터뷰 시 또는 미국에서 이민국 인터뷰를 할 때 반드시 제출해야 한다. 영어 능력 시험과 점수에 대한 사항은 1장을 참고하길 바란다.

에이전시는 꼭 필요한가?

산 정상에 올라갈 때 어떤 이는 걸어서 올라가고, 어떤 이는 산 중턱까지 난 길을 따라 차를 타고 가서 내린 후 걸어 올라가며 누군가는 헬리콥터를 타고 가기도 한다. 에이전시 선정 과정이 이와 같지 않을까 한다. 미국 취업 이민 및 영주권 신청을 혼자서 비용을 들이지 않고 준비할 수도 있고, 적지 않은 비용을 지불하고 에이전시를 고용(선택)할 수도 있다. 각자 상황에 맞게 꼼꼼히 준비해 자신의 목표를 향해 나아가자.

국무부? 외교부?

영주권 신청자가 어디에 거주하느냐에 따라 주관부서가 달라진다. 즉, 미국 내에서 영주권을 신청하면 이민국이, 미국 밖에서 신청하면 국무부가 수속을 담당한다. 국무부에서 왜 외교부에서 할 만한 이민 같은 업무를 담당할까? 국무부의 영어 명칭은 'Department of States'이다. 역사적으로 1788년에 외무부(Department of Foreign Affairs)로 설립되었다가 같은 해 9월 추가 법 제정으로 외무부는 미국 내부 사무도 관장하게 되어 그 명칭을 'Department of States'로 바꾸게 된다. 따라서 'State'를 미국의 주뿐만 아니라 미국 밖의 나라 또는 국가의 뜻으로 이해한다면 이 부서 명칭은 적합하다고 할 수 있다.

추가 서류 요청

이민국에서 취업 이민이나 영주권 신청 서류 심사 시, 신청서를 뒷받침하는 증거 서류가 필요하므로 이를 일정 기한 내에 제출할 것을 요청하는 것을 RFE(Request For Evidence)라고 한다. 예를 들면 서류 누락 또는 미완성 상태의 서류 제출 등에 해당한다. 추가 서류 요청을 받았다면 취업 이민 및 영주권 수속 시간이 지연될 수 있다. 그러므로 취업 이민과 영주권 신청 시 서류는 한 번에 통과되도록 꼼꼼히 준비해야만 한다.

영주권 문호 정보

이민 및 국적법(Immigration and Nationality Act: INA)에 따르면 연간 취업 이민 영주권 발급 수는 14만 개로 정해져 있으며, 이를 영주권 할당량이라고 한다. 2021회계년도(2020년 10월 1일부터 2021년 9월 30일까지)에 취업 이민 영주권 할당량 14만 개가 소진되면 그해에 취업 이민(I-140)이 승인되었을지라도 해당연도에는 영주권 신청(DS-260 또는 I-485)을 할 수 없고, 다음 해에 신청해야만 한다. 2021회계년도에 영주권 할당량이 소진되어 "영주권을 신청할 수 없을 때 "영주권 문호가 닫혀 있다"라고 하고, 2022년도에 할당량이 남아 있어 영주권을 신청할 수 있으면 영주권 문호가 열려 있다"고 한다.

이러한 영주권 문호 정보는 미국 국무부에서 각국의 미국 대사관에서 영주권 신청자 숫자와 미국 이민국의 신청자 숫자 보고를 통합해 매월 10일에 '문호 정보'(Visa Bulletin)를 통해 발표한다. 예를 들면 취업 이민으로 영주권을 신청할 수 있으면 Current의 약자 "C"로, 없다면 Unavailable의 약자 "U"로 표시되어 발행된다. 문호 정보는 다음 웹사이트에서 확인할 수 있다.

https://travel.state.gov/content/travel/en/legal/visa-law0/visa-bulletin.html

현재 미국의 간호 인력난이 심해 영주권 지원을 해줄 고용주를 찾는 일은 당분간 어렵지는 않을 전망이다. 그리고 한국에서는 이민 관련 에이전시를 찾고, 미국에서는 변호사를 찾아 취업 이민 및 영주권 신청 대행을 의뢰한다. 여기까지는 미국 취업을 희망하는 사람이 어느 정도 상황을 통제할 수 있다. 그러나 취업 이민 허가를 받은 후에도 영주권 및 신분 조정 신청은 영주권 문호에 따라 달라질 수 있음을 염두에 두자. 따라서 에이전시 또는 변호사와 긴밀한 관계를 유지하면서 시시각각 변하는 이민법과 영주권 문호에 대해 상의하고 그에 맞게 대처하길 바란다.

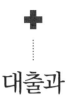

대출과
집 구입

미국 영주권이나 비자는 미국에서 무제한(영주권) 또는 일정 기간(비자) 동안 합법적으로 체류할 수 있는 권리를 보장한다. 그리고 영주권자 및 비자 소유자는 미국 입국과 동시에 체류 장소, 즉 거주지를 찾게 된다.

이번 장에서는 미국에서 거주할 때 어떤 선택을 할 수 있는지, 예를 들면 주택을 임차할지 혹은 구입할지에 대해 생각해보고 주택 구입을 결정했다면 이를 위한 준비, 절차 및 주의 사항에 대해 간단히 알아보자.[3]

---

3) 여기서 다룬 부동산 관련 정보는 현재 캘리포니아 세리토스에서 부동산 에이전트로 일하는 제이슨 김(Jason Kim)의 자문 내용을 근거로 작성했고, 자세한 진행은 각 분야의 전문가와 함께 상의하길 바란다.

주택 렌트 vs 구입

미국에서 거주할 때 집을 임차할지 혹은 구입할지 고민하게 된다. 처음에는 모든 게 미정인 상태로 출발한다. 신분 여부, 직장 이동 변수, 인생 변수(결혼 및 출산), 자녀들의 학군, 한국 귀국이라는 변수 외에도 많은 변수가 존재하기에 주택을 바로 사기보다는 렌트해 살아보면서 자신의 상황과 요구가 맞는 시점에 집을 구매하는 것이 바람직하다.

미국에서 정착하면서 주택을 구매하기로 결정했다면 다음과 같은 절차를 따르면 된다.

주택 구입 절차

1) 사전 대출 융자 승인(Pre-approval for a Mortgage)

100% 현금으로 주택을 구입하지 않는다면 대부분 은행 대출, 모기지(Mortgage)를 받아 집을 구매한다. 이때 모아둔 자금, 즉 다운페이(Down Payment, 집 구매 시 미리 내는 금액으로 은행 모기지 대출을 제외한 현금), 지난 2년간 소득, 신용 점수(크레딧 스코어)에 따라 모기지 금액이 정해진다. 신용 점수는 미국에서 신용 활동을 해야 나오는 점수인데 크레딧 카드를 쓰거나, 차를 할부로 사는 방법 또는 은행에 일정 금액을 넣어 놓고 사용하는 보안신용카드(Secure Credit Card) 등으로 점수를 쌓을 수 있다.

다운페이 금액은 얼마가 적당할까? 경쟁이 붙은 집들은 다운

페이가 많으면 많을수록 판매자가 오퍼를 수락할 확률이 높아진다. 보통은 주택 가격의 20~30% 정도가 적당하지만(개인 모기지 보험[Private Mortgage Insurance: PMI]이라는 보험료를 추가로 내지 않아도 되기 때문), 상대적으로 저렴한 융자 프로그램들이 있다. 특히 의료업계 종사자들은 앞으로 주택을 구매하거나 부동산에 투자할 기회가 일반 직업보다는 많을 것이다. 높은 수입과 그에 대한 증빙서류가 확실하므로 융자가 수월하기 때문이다.

2) 부동산 에이전트(Realtor Agent) 선정

한국에서 부동산 거래 시 부동산 공인 중개사가 필요하듯 미국에는 부동산 에이전트(Real Estates Agent)가 그 역할을 한다. 요즘에는 인터넷이나 앱으로 주택 관련 많은 정보를 쉽게 얻할 수 있지만, 한국에서 처음 와서 문화와 언어의 장벽을 느낄 것이므로 성실한 한국인 부동산 에이전트를 고용할 것을 추천한다. 구매자는 부동산 에이전트에게 수수료를 내지 않고, 집을 파는 사람(매도자)이 낸다.

캘리포니아의 경우 매도자는 부동산 수수료를 4~6% 지불한다. 또한, 수수료는 약간의 흥정이 가능하다. 매도자와 매수자의 부동산 에이전트는 일반적으로 매도자가 낸 수수료를 50:50으로 분할한다. 대부분의 부동산 에이전트는 시급이나 주급 대신 부동산 거래가 성사될 때만 돈을 번다. 거래 프로세스는 몇 주 또는 몇 달 동안 이어진다.

주택을 살 지역(직장 또는 학군 기준)과 주택 형태(싱글 하우스, 타운 하우스, 콘도 등)를 각자 예산에 맞게 선택하면서 부동산 에이전트의 조언을 참고하면 좋다.

부동산 에이전트 고르는 팁

구매자의 취향과 욕구는 각기 다르겠지만, 다음과 같은 사항은 참고할 만하다.

첫째, 작은 수수료에도 열심히 일하는 사람. 매수자는 중개 수수료를 내지 않지만, 매수자의 부동산 에이전트는 매도자로부터 수수료를 받는다. 집값이 싸면 수수료도 적기 때문에 어떤 부동산 에이전트는 특정 부동산은 아예 취급하지 않거나 대충 일하기도 한다.

둘째, 성심성의껏 소통하는 사람. 손님들에게 정보를 알려주고, 각 상황마다 친절하게 설명하는 사람. 미국에 온 지 얼마 되지 않은 구매자에게 "미국을 잘 몰라서 그래요" 혹은 "미국은 원래 다 이래요"라는 식으로 자주 이야기하는 에이전트라면 다시 생각해보길 바란다.

셋째, 바쁜 와중에도 고객을 위해 기꺼이 시간을 내어주는 사람. 부동산 에이전트가 고객을 만날 때 항상 '바쁘다'라고 한다면 다시 생각해보기 바란다.

넷째, 경험이 많거나 새로 시작한 사람. 경험이 많은 사람은 매너리즘이 있을 수 있고 새 기술과 법령 적용에 익숙하지 않을 수도 있다. 에이전트를 막 시작했거나 경력이 짧은 사람은 새 기술에는 잘 적응할 수 있지만 실전 경험이 적고, 그가 에이전트를 계속 할지는 아무도 모르는 일이다.

다섯째, 에이전트와 잘 아는 사이, 혹은 너무 모르는 사이여도 거래에 좋지 않다. 아는 사람을 통해 물건을 살 때는 가격을 조금 싸게 살 수는 있지만 향후 물건에 문제가 생겨도 불만을 제기하기가 상당히 어렵다. 그래서 물건을 살 때 제값 주고 사되 애프터서비스가 확실한 것을 선호하는 편이다. 이런 규칙은 부동산 구입 시에도 적용된다. 아는 사람이든 모르는 사람이든 수수료를 흥정하기보다는 좀 더 많은 정보와 서비스를 받을 수 있는 사람을 추천한다. 이것은 향후 문제가 생길 시 애프터서비스를 받을 수 있기 때문이다.

3) 주택 찾기

주택 구입 시 몇 채 보지 않고 사는 사람도 있고 몇십 채를 보고 사는 사람도 있다. 많은 주택을 보면 안목을 키울 수도 있지만 어떤 주택을 사야 할지 갈피를 잡기 힘들어지기도 한다. 또한, 각자 라이프스타일을 고려해 주위 학교, 은행, 도서관, 쇼핑몰 등을 알아봐야 한다. 낮과 밤 그리고 주중과 주말에 각각 방문해 여러 환경을 살펴보는 것도 좋은 방법이다.

"이런 집은 다시 생각해보세요."

첫째, 학군이 제일 좋은 곳을 중심으로 집을 찾다 보면 직장과의 거리는 멀어진다. 장거리 출퇴근으로 인한 시간 낭비와 스트레스에 따른 삶의 질 저하, 그리고 교통비 등을 고려하길 바란다. 집값이 저렴하다고, 출퇴근이 왕복 2~3시간씩 걸리면 굳이 집을 소유하는 의미가 줄어든다.

둘째, 가족들과 같이 살 경우 화장실과 주차장이 하나만 있는 주택. 추후 매매 시에도 팔기가 쉽지 않다.

셋째, 높은 관리비나 HOA 비용(Home Owner Association Fee: 관리비 개념의 유지비)이 있는 타운 하우스나 콘도. HOA 비용이 높을수록 융자 금액이 그만큼 삭감되기에, HOA 없는 하우스만 구매하는 사람도 있다. 또한, HOA 룰에 따라 집 외관과 내부를 허락 없이 함부로 개조하지 못한다.

넷째, 모기지 비용이 너무 많은 주택. 좋은 직장과 직종을 가진 사람들, 특히 간호사들은 높은 금액의 모기지 승인은 쉽게 나오지만, 다운 페이먼트가 적으면 매월 내는 모기지 금액이 높아진다. 여러 이유로 수입이 줄어 매월 내는 모기지가 부담스러워질 수도 있고, 수입이 줄진 않더라도 때로는 무리하게 많은 일을 해야 할 수도 있다는 점을 감안해야 한다.

다섯째, 사거리 근처에 있는 집, 소음이 큰 집(집 근처에 열차가 지나기도 한다), 자동차 전용 도로에서 가까운 집. 집이 시끄럽거나 개인적인 공간 확보가 어려운 집. 집 공간 구조가 동선과 맞지 않거나 수정하기 힘든 집(HOA가 있는 집은 집 내부 수정에도 HOA 승인이 필요할 수 있다).

여섯째, 한국적으로 풍수가 좋은 집이 꼭 좋은 집이 아닐 수도 있다. 예를 들면 캘리포니아에서 남향 집은 낮에 상당이 더울 수 있으므로 고려 사항에 넣어야 한다.

마지막으로, 안전하지 않은 집. 안전이라는 개념은 상당히 주관적이므로 각자의 판단에 맡기겠다.

4) 구매 의사 전달, 오퍼 및 구매 계약

구매자가 마음에 드는 주택을 찾았다면 주택 구매 의사를 전달하는 것을 말한다. 매도자는 그 오퍼를 받을 수도, 거절할 수도 있고, 가격을 조정하자는 카운터 오퍼를 하기도 한다. 매도자가 원하는 오퍼를 받는다면 에스크로를 오픈한다.

5) 에스크로 오픈

구매 계약을 하면 에스크로를 오픈(Opening Escrow)하는데, 3자 중개 회사에 주택 구매 계약금을 보내는 것을 시작으로, 6~10번의 후속 절차를 진행한다. 소요 시간은 30일에서 45일 정도 걸린다. 전액 현금 구매 시 시간은 많이 단축된다. 에스크로는 중간에서 서류를 전달하는 역할을 할 뿐, 매매에서 결정권은 없다.

3자 중개 회사는 지역마다 다른데, 예를 들면 캘리포니아 남부는 에스크로 회사, 캘리포니아 북부는 타이틀 회사, 그리고 미국

동부 지역은 변호사나 변호사 사무소이다.

6) 모기지 쇼핑 및 이자율 확정

구매자에게 가장 유리한 조건을 제시하는 금융 기관(융자 기관), 즉 렌더(Lender)를 찾는다. 쉽게 말하면 낮은 대출 이자율(2.0%부터 시작했지만 현재는 7%까지 올랐다)과 대출 기간(7, 15, 30년 고정)을 제공하는 렌더를 찾아 그것을 확정한다. 이 일을 돕는 사람을 융자 프로세서(Loan officer, Mortgage Processor)라고 하며 이 과정에서 비용이 발생한다. 이 융자 비용(보통 집 구매 가격의 1%)은 구매자가 직접 부담하기도 하기도 하고 렌더가 부담하기도 한다. 단, 렌더가 융자 비용을 부담하면 이자율이 좀 더 높을 수도 있다.

7) 주택 상태 검사: 인스펙션(Inspection)

구매자가 구입하려는 주택의 물리적인 상태가 계약서 내용과 일치하는지 확인하는 절차다. 인스펙션 후 주택에 문제가 있을 시에는 매도자에게 주택 보수나 그에 상응하는 금액을 크레딧으로 받을 수 있다. 특히 나무로 된 집은 집을 갉아먹는 해충, 터마이트(Termaite, 흰개 미) 인스펙션을 꼭 해야 한다. 인스펙션 비용은 일반적으로 매도자가 터마이트 인스펙션 비용과 고치는 비용을 지불했지만, 코로나 기간에는 부동산 마켓 이상 현상으로 구매 희망자가 폭발하면서 구매자가 인스펙션 비용과 고치는 비용을 내는 기현상이 나타나기도 했다.

8) 주택 감정 평가(Appraisal)

은행에서 융자를 승인하기 전에 주택의 현재 가치를 감정하는 절차이고, 이 비용은 구매자가 부담한다. 주택의 현재 감정가가 낮을 경우 구매가 성사되지 않을 수도 있고 가격을 조정할 수도 있다.

9) 집 보험

집을 구매할 때 보통 첫해에는 1년치 주택 소유자 보험(Home Insurance) 전액을 미리 낸다. 한국에는 이런 개념의 주택 보험이 활성화되어 있지 않지만, 이 보험은 화재나 강도와 같이 예상치 못한 일이 발생한 경우 재산(집)에 대한 손실 및 손해를 보상한다. 또한, 구매자가 융자를 받을 때 대출 기관은 구매하는 집이 주택 소유자 보험으로 보호되는지 꼭 확인한다. 사실 미국에서 적게는 집값의 3% 다운페이만 내고 집을 살 수 있으므로 정확히 말하면 그 집은 융자를 해준 대출 기관의 집이고 여러 재해의 피해로부터 보호가 되어야 하므로 이 보험은 필요하다.

10) 자금 이체 및 소유권 이전

구매자는 3자 중개 회사(에스크로)에 다운페이 금액을 내고, 대출 기관(렌더)은 융자 금액을 에스크로로 보낸다. 해당 에스크로 회사는 매도자에게 주택 매도 금액을 보내고, 구매자에게는 소유권 이전 절차를 진행하고 각종 비용, 수수료, 세금 등을 계산해 매도자와 구매자에게 받는다.

11) 에스크로 클로징

주택 매매와 관련한 모든 관련자(매도자, 매수자, 매도/매수 부동산 에이전트, 융자 프로세서 등) 및 에스크로 회사는 매매를 마무리한다.

주택 구입 시 발생하는 당연한 비용

모든 미국 생활에는 각 분야 전문가가 있다. 여기서는 부동산 에이전트, 융자 프로세서, 인스펙터, 감정사, 변호사, 보험 전문가 등이 연관되어 있다. 이들은 프리랜서로 일할 수도 있고, 회사에 소속되어 일할 수도 있는데, 대부분 수수료 또는 커미션을 받는다. 부동산 에이전트는 딜을 성사시켜 받는 커미션으로 생활한다. 먼저 개인 비용으로 경비를 지출하고, 성사시킨 커미션으로 지출 경비를 충당한다. 모든 사람의 노동은 재화 자원(금액)으로 환산할 수 있는데, 즉 그들이 움직여 일하면 비용이 발생한다. 한국에서 온 지 얼마 안 된 상황에선 이 커미션을 받고 일하는 의미에 대해 감이 잘 잡히지 않을 수도 있고, 그 금액이 크게 느껴질 수도 있다.

경력 관리와 협상,
이렇게 하라

미국에서 NP로 취업하고 나서 1년 정도 일했다면 '신규'(New Grad) NP라는 명함은 저절로 없어지고 서서히 성공적인 NP의 길로 들어서게 된다. NP가 되기 전부터 경력관리를 해왔겠지만, 진짜 게임은 NP가 되고 나서부터 시작된다. 여기에서는 성공적인 경력 관리, 이직, 협상을 위한 마음 자세, 준비 과정, 방법 등을 알아보겠다.

경력 관리의 목적

내가 생각하는 경력 관리는 각 개인의 역량, 취향, 행동, 특기, 생각, 자원, 의지, 교육, 경험에 따라 직장에서 현재 업무를 원활하게 하는 것뿐만 아니라 원하는 목표를 이루기 위한 미래 준비 과정을 포함한다. 누구나 경력 관리를 한다고 생각하겠지만, 막상 경력 관리를 제대로 하는 사람이 많지 않거나, 어떻게 해야 할지 몰라 헤맬 수도 있다.

그럼 경력 관리를 왜 하는 것인가? 나 자신, 나와 직장(병원), 나와 환자(고객)와의 관계에서 생각해볼 수 있다.

우선 나 자신이 어떤 NP, 어떤 직장인이 되고 싶고, 어떤 직장에 취직하고 싶으며, 취직했다면 어떤 일 또는 어떤 직급에 관심이 있는지에 따라, 그리고 각 나이와 가족 상황별로 경력 관리를 하게 된다. 예를 들면, 병동이나 병원 매니저, 혹은 디렉터가 될 것인지, 직책에는 특별히 관심이 없지만 임상에서 환자를 계속 볼 것인지, 간호과 교수가 되고 싶은지에 따라 경력 관리가 달라진다. 이때 경력 관리의 주된 목적은 자기계발 및 성취이다.

두 번째, 나와 직장(병원)과의 관계는 수요와 공급 원리에 기인한다. 취직해야 하는 NP라면 취직할 직장의 NP 채용 조건이 무엇인지 알아보고 준비한다. 가령, 미국에 오기 위해 NCLEX-RN 시험을 준비하고, 공인 영어 시험을 치며, 미국 RN 면허로 NP 프로그램을 졸업한 다음 NP 면허 및 자격증을 따는 과정을 생각해보자. 취직한 NP라면 병원에서 무엇을 원하는지 알아보고 개인적 바람과 직업관이 맞는지 조율하면서, 그에 맞는 지식을 배우고 기술과 능력을 기르는 준비 과정이 경력 관리다. 이때의 주된 목적은 한 개인이 직업 시장에서 선호할 만한 대상이 되는 것이다. 원하는 직장에 채용될 가능성을 높이고, 주도적으로 자기 시장을 개척할 수 있는 직업 선택권을 행사하는 것이다.

세 번째, 나와 환자(고객)와의 관계는 NP라는 직업의 목적, 존재 이유 또는 정체성, 즉 직업관에서 의미를 찾을 수 있다. 예를 들어, 환자들을 진단하고 치료하고, 건강, 교육을 제공해 환자들이 건강해지고, 그들의 생활 속에서 하는 행동과 선택이 건강한 몸과 정신을 유지할 수 있도록 하는 것이다. 이 속에서 NP는 자신의 꿈을 실현하고, 행복과 재미를 느끼며, 감사함을 깨달을 수 있다.

경력 관리의 실제

경력 관리를 하려면 먼저는 직업에 대한 가치관과 자기 강점을 파악하는 것이 가장 중요하다. 직업에 관한 욕구와 바람이 무엇인지 진지하고 솔직하게 생각해보자. 원하는 일을 하기 위해 지금 무엇을 하는지, 지금 하는 일련의 행동이 그런 욕구와 바람을 만족시킬 수 있는 방향으로 진행되는지를 살펴본다. 목표를 이루는 데 어느 정도까지 와 있고 어떻게 목표를 성취할지 계획을 세운다. 자기 목표를 이룰 때까지 연속해서 평가, 수정, 보완해나간다.

다음은 현실 치료 상담에서 사용하는 WDEP 시스템을 간단히 설명한 것이다. 경력 관리 측면에서 WDEP 시스템이 어떻게 적용될 수 있는지를 신규 정신과 NP의 사례를 통해 알아보자.

이직 이유

NP가 이직하면서 내세우는 사유는 많다. 긍정적인 이유로는 1) 높은 급여 및 더 나은 복리 후생 발견, 2) 경력 발전의 기회 또는

Wants	• 현재 자살예방센터에서 정신과 NP로 일하고 있다. 환자 진단과 처방 외에, 자살 예방 및 대처법을 일반 병동의 간호사, 정신과 간호사 및 일반 대중에게 알려서 자살에 대한 대중 인식을 바꾸고 자살을 예방하고 싶다. • 자살예방센터에서 일하는 직원들에게 명상 교육을 실시하면 스트레스를 낮추고 행복하게 일하게 도울 수 있다. 이 기회에 명상 교육을 하고 싶다. • 나는 가족들과 시간을 보내야 하는 주말과 밤에는 일하고 싶지 않다. 그리고 일주일에 두 번은 집에서 원격 화상 진료를 하고 싶다.
Doing	• 자살 예방 교육 강사 과정이 다음 달 1일부터 5일까지, 9시부터 5시까지 ○○대학교 온라인 과정에 열려 있어 어제 등록했다. • 달력을 보고 명상 교육 시간이 있는지 확인하고 상사와 진행 일정 협의를 위한 약속을 잡았다. • 다른 자살예방센터에서 원격 화상 진료 사례가 있는지 알아본다. 주간 직원 모임에 참석한다.
Evaluation	• 현재의 내 선택이 미래에 도움이 되는가? • 내가 하는 일로 목표에 가까이 다가가고 있는가? • 내가 원하는 것이 자살예방센터에 도움이 되는가? • 나의 개인적인 성장과 직업적인 성장을 어떻게 도모하는가?
Plan	• 계획을 세울 때는 SAMIC PLAN에 따른다. • 단순(Simple)하고, 달성 가능(Attainable)하고, 측정 가능(Measurable)하고, 즉각적(Immediate)이고, 참여 가능(Involved)하고, 통제 가능(Controlled)하고, 헌신할(Committed) 수 있고, 일관성(Consistant) 있는 계획을 세운다.

교육 기회 발견, 3) 선호하는 일정, 집과 가까운 위치 등이 있고, 부정적인 이유로는 4) 과중한 업무 스트레스, 5) 약한 팀워크, 6) 안전 부재, 7) 번아웃 경험 등이 있다.

다른 직장으로 이직을 할 때는 기존의 직장에 사직서를 제출한다. 주로 30일 노티스("앞으로 30일만 일하고 그만둘 예정이다")를 준다. 이는 기존 직장에서 새 인력을 찾을 시간과 그 인력에 업무 인수인계를 할 수 있는 시간이기도 하다. 가끔 새 직장에서 급히 이직하길 바라기도 하지만, 기존 직장에 적어도 2주 시간을 주는 것이 매너다.

다른 주로 가지 않는 이상 NP 사회가 상당히 좁기 때문에 소문은 금방 돌고 좋지 않은 평판을 받을 수 있다.

어떤 NP들은 과중한 업무에 시달리고, 환자들과 싸우기도 하며 팀원도 제각각이라 도와주지도 않는 등 여러 상황이 이직하는 방향으로 안내하는데도 차마 발이 떨어지지 않는 경우도 있다. 어떤 이에게는 익숙한 불행이 낯선 행복보다 편할 수도 있기 때문이다. 이러한 상태라면 자신의 마음 상태가 혹시 무기력한지, 우울한지, 불안한지 알아보고, 주위 동료들과 교류하면서 그들에게 도움을 청하는 것도 좋은 방법이다.

협상

새 직장에서 채용이 확정되었다면 NP는 연봉, 복리 후생, 근무 조건을 두고 협상하게 된다. 그전에, 들어갈 직장(병원)의 여러 정보를 먼저 알아보고 협상하는 것이 좋다. 종합병원이나 대학병원, 대형 의료 회사는 연봉이 직급별, 경력별, 직무별로 구분되어 있어 특별히 협상할 것이 없지만 복리 후생은 협상 여지가 있다. 학자금 대출 탕감 조건, 학비 지원 프로그램, 은퇴 연금 지원금 매칭 퍼센트 인상을 요구할 수 있다.

반면에 개인 병원(의원)은 복리 후생이 체계적으로 정립되지 않았을 수도 있다. 4~5장에서 설명한 복리 후생 혜택을 연봉 협상 시 적용해보자. 또한, 근무 조건을 협상할 수 있다. 예를 들면 주말에는 일하지 않기, 일주일에 1번이라도 집에서 원격 화상 진료하기, 정신과 진료에서 새 환자 보는 시간은 1시간, 팔로우업 환자는 30분으로 하고, 1시간도 되기 전에 새 환자 밀어넣지 않기, 노트북 및 전화기 지원 등을 조건으로 넣을 수 있다.

한국의 문화는 연봉, 복리 후생에 대해 묻거나 직원이 연봉 인상을 요구할 수 없는 분위기인 것을 잘 안다. 그렇지만 미국에서까지 그런 분위기를 따를 필요는 없다. 협상 시에는 조건을 자세히 묻고 자신이 무엇을 원하는지 정확히 의사를 표현한다. 이는 우리의 불가침 권리, 행복 추구권이므로 당당히 요구해야만 한다.

간호사로 일할 때, 동네(로스앤젤레스)에 있는 병원 중에 제일 좋은 UCLA 정신과 병동에 여러 번 지원했다. 다니던 병원보다 시간당 10불을 더 주었고, 미국에서 10위권의 종합대학병원이어서 꼭 일하고 싶었다. 서류 전형만 8번을 도전해 붙었고, 매니저 면접과 정신과 간호사 패널 면접도 통과한 후에야 경력직 간호사 오리엔테이션 교육을 받을 수 있었다. "여러분은 3,000대 1의 경쟁을 뚫고 들어오신 겁니다. 미국 전역에서 지원한 많은 이력서를 검토한 후 보석 같은 여러분을 만났습니다." 그 기수에서 정신과 간호사는 나 혼자였다. 바로 밑에 내가 실제로 받은 〈UCLA 헬스, 잡 오퍼〉 서신을 번역해 공개하니 참고하기 바란다.

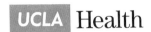 Health

2/12/2015

Hyang Ko
691 S Irolo St. #1004
Los Angeles, CA 90005

Dear Hyang,

Congratulations on becoming a part of UCLA Health! On behalf of Alicia Simpson with the 4 North - Med/Psych Unit at Resnick Neuropsychiatric Hospital at UCLA, I am pleased to confirm our offer of employment. This letter outlines the basic terms of your employment.

Your title is RN Clinical Nurse Med/Geri Psych. You will be a non-exempt, career employee at 50%. Your rate of pay will be $46.23/hourly at step 5, to be paid bi-weekly. You will work 12 hour Rotating shifts. This position is represented by the California Nurses Association. University policy requires a 6-month probationary period.

Your first day of employment will be March 9, 2015, on which you will attend the new employee orientation "Day One: It Begins With U" from 8:00 am - 4:30 pm at 10920 Wilshire Blvd., Suite 400, Los Angeles, CA 90095. That week, you will also attend nursing orientation and CareConnect training. You will receive a more detailed schedule of your first week at hospital orientation.

Beginning your first day as a University employee you will be eligible to participate in a full range of employee benefits, which include health, dental, vision and life insurance, and a retirement savings program. Full benefits information can be found on the University of California's website atyourservice.ucop.edu.

UCLA Health is required by federal law to verify the identity and work authorization of all new employees. Accordingly, this offer of employment is contingent upon the satisfactory proof of your identity and legal right to work in the United States and a pre-employment physical, which includes a drug screen. A current, valid California nursing license must be presented and verified prior to your first day of employment. Official transcripts and/or original diploma from a registered nursing program must be provided upon hire.

On behalf of everyone at UCLA Health, we look forward to having you as part of the UCLA team!

If you have any questions, please feel free to contact your onboarding analyst, Jessie Sweeney, at 310-794-2678 or email at jsweeney@mednet.ucla.edu.

Best wishes,

Nancy Gonzalez
Nurse Recruiter
UCLA Health

CC: Alicia Simpson

170

UCLA | Health

2/12/2015

Hyang Ko
691 S Irolo St. #1004
Los Angeles, CA 90005

향에게,

UCLA Health의 일원이 된 것을 축하합니다! 제가 UCLA Resnick Neuropsychiatric Hospital의
4 North-Med/Psych Unit 매니저 Alicia Simpson 을 대신하여 고용 제안을 하게 되어 기쁩니다. 이 편지
는 귀하의 기본 고용 조건을 요약한 것입니다.

당신의 직책은 RN Med/Geri Psych 간호사입니다. 당신은 50%의 비면제 경력직 직원이 될 것이다. 임금
은 5호봉에 해당하는 시간당 46,23달러이며, 격주로 지급될 것입니다. 근무는 12시간 교대입니다. 이 직책
은 캘리포니아 간호사 협회(UCLA가 가입된 노동조합)에서 허가 및 인정하였습니다. 또한 대학 당국의 정
책으로 6개월의 수습 기간이 있습니다.

근무는 2015년 3월 9일에 시작되며 당일에 귀하는 신입 사원 오리엔테이션 "Day One: It Begins with U"
에 참석할 것입니다. 시간과 장소는 오전 8시부터 오후 4시 30분까지 10920 Wilshire Blvd., Suite 400,
CA 90095입니다. 그 주에는 간호 오리엔테이션과 CareConnect 교육에도 참석합니다. 더욱 세부적인 계
획은 근무 첫주 병원 오리엔테이션에서 받게 될 것입니다.

대학의 피고용인으로서 귀하는 첫날부터 건강, 치과, 안과되 및 생명 보험, 퇴직 저축 프로그램을 포
함한 모든 범위의 직원 혜택을 받을 수 있습니다. 전체 혜택 정보는 캘리포니아 대학의 웹사이트 at
yourservice.ucop.edu에서 확인할 수 있습니다.

UCLA Health는 연방법에 따라 모든 신입 사원의 신원 및 직무자격 허가를 확인해야 합니다. 따라서,
이 고용 제안은 미국에서 일할 수 있는 당신의 신분과 법적 권리에 대한 만족스러운 증빙 그리고 약물
검사를 포함한 사사전 신체 검사에 달려 있습니다. 입사 첫날 전까지 현재 유효한 캘리포니아 간호사
면허증을 제출하여 확인받아야 합니다. 고용 전 등록된 간호 프로그램의 공식 성적증명서 그리고/또는
졸업장 원본이 승인되어야 합니다.

UCLA Health의 모든 분들을 대표하여 UCLA 팀의 일원으로서 귀하와 함께 하기를 기대합니다!

질문이 있으시면 언제든지 채용담당관 제시 스위니(전화 310-794-2678) 또는 이메일(jsweeney@
mednet.ucla.edu)로 문의하십시오.

행복을 빌며,

낸시 곤잘레스
간호사 리쿠르터
UCLA Health

참조: 엘이시아 심슨

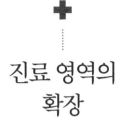

진료 영역의
확장

간호사가 되고자 하는 누구에게나 미국의 간호 시장은 열려 있다. 하지만 이것이 '간호사 되기 쉽다'라는 말은 아니다. 고등학교 학생부터 60세의 일반인도 공부하고자 한다면 길이 있다, 즉 시장 출입에 유연성이 높다는 의미에 가깝다.

마찬가지로 미국 NP 시장도 NP가 되고 난 후 진로를 변경할 때 유연성이 발휘된다. NP가 DNP(Doctor of Nursing Practice) 과정을 가거나 박사 과정을 가기도 하고, 반대로 박사를 마친 사람이 NP 프로그램을 들어가기도 한다. 또 NP 또는 DNP가 자신의 전공 과목 외에 다른 전공 과목을 공부하기 위해 다른 전공의 NP 프로그램을 다시 배울 수도 있다. 어떤 경우에 전공이나 과를 바꾸는지, 어떻게 하는지에 대해서도 알아보자.

NP가 전공을 바꾸는 이유

NP의 전공 분야는 여러 분야에 걸쳐 있다. 미국전문간호사협회 (American Association of Nurse Practitioner, AANP)가 발표한 2022년 4월 기준 NP 전공 분야 통계에 따르면, NP에는 11개의 전공 분야가 있고 미국 전체 NP의 9%는 전공 과목 NP 자격증을 한 개 이상 가지고 있다. 2장에서 언급한 전체 분야를 다시 가져와보자.

1) 내과/가정과 NP(Family Nurse Practitioner: FNP)

2) 외래 성인과 NP(Adult Nurse Practitioner: ANP)

3) 외래 성인 및 노인과 NP(Adult Gerontology Nurse Practitioner- Primary: AGNP)

4) 급성 성인 및 노인과 NP(Adult Gerontology Acute Care Nurse Practitioner: AGACNP)

5) 외래 노인과 NP(Gerontology Nurse Practitioner: GNP)

6) 외래 어린이과 NP(Pediatric Primary Care Nurse Practitioner: PPCNP)

7) 급성 어린이과 NP(Pediatric Acute Care Nurse Practitioner: PACNP)

8) 부인과 NP(Women's Health Nurse Practitioners: WHNP)

9) 급성 진료 NP(Acute Care Nurse Practitioner: ACNP)

10) 신생아과 NP(Neonatal Nurse Practitioner: NNP)

11) 정신과 NP(Psychiatric Mental Health Nurse Practitioner: PMHNP)

외래 진료의 경우 내과/가정과 NP는 신생아부터 노인까지 전

연령대의 환자들을 진료하고 치료할 수 있다. 그러나 급성 진료를 하려면, 즉 외래 진료가 아닌 2차 병원 이상에서 진료하려면 급성 진료 NP 자격증이 필요하다.

여기에 나열된 모든 NP는 경증 우울장애, 경증 불안 장애 또는 수면 장애에 대해 가벼운 우울증약, 신경증약, 수면제를 줄 수 있다. 그러나 좀 더 심각한 정신질환을 겪는 환자는 반드시 정신과 NP가 진단, 진료 그리고 치료한다. 정신과 NP가 정신과가 아닌 다른 전공과 진료를 하려면 다른 NP 자격증이 필요하고, 이는 1차 진료인지 급성 진료인지 따라 다르며, 연령대별이나 환자 종류별로도 필요한 자격증이 다르다. 예를 들면 병원에서 어린이를 진료하고 싶다면 급성 어린이과 NP 자격증이 필요하다.

NP 전공을 바꾸면서까지 다른 전공을 공부하려는 이유가 몇 가지 있을 것이다. NP마다 입장과 환경이 다르지만, 여기서는 5가지 보편적인 이유에 대해 알아보자.

첫째, 라이프 스타일이 바뀌는 경우다. 결혼하거나 아이가 생기거나 아이가 학교를 가거나 집에 돌봐야 할 부모님이 계시는 경우는 12시간 근무 또는 주말이나 휴일에도 근무하는 2~3차 병원에서 급성 진료를 하며 일하는 것은 무리다.

둘째, 일주일에 3~4일 집중적으로 일하고 언제든지 휴가를 쓸 자유가 있는 급성 진료를 원하는 경우다.

셋째, 지금 전공 분야가 자신의 꿈과 적성과 맞지 않을 수도 있다. 자신이 생각한 것과 꿈꾸었던 NP의 모습이 현실에서 많이 다른 경우, 현재 전공 업무가 재미 없는 경우, 생각보다 업무량과 스트레스가 많지만 금전적, 정신적, 사회적 보상이 적은 경우, 특정 연령대의 환자를 보기 어려운 경우, 예를 들면 집에 어린아이가 있는데 병원에서 아픈 어린이 환자들을 계속 보는 것이 정신적으로 힘든 경우 등이 있다.

넷째, 코로나 팬데믹 이후에 생긴 현상으로, 시간과 공간을 초월해 환자를 진료하고 싶은 경우다. 우선 집에 있는 가족들, 특히 어린아이와 연로하신 부모님의 건강이 염려되어 직접 환자를 보는 것이 부담스럽기도 해서 언제 어디서든 환자를 볼 수 있는 원격 화상 진료가 가능한 전공과로 바꾸고 싶어 한다.

마지막으로, 연봉이 높은 전공을 찾아 변경하기도 한다.

다른 전공 NP가 되는 법

기존의 NP가 다른 과 전공 NP가 되는 것은 전공을 '바꾼다'라기보다는 현재의 진료 영역을 '확장한다'는 뜻으로 이해하면 된다. 즉, 대부분의 NP는 1차 진료를 하는데, 여기에 급성 진료 NP 자격증을 더하면, 1차, 2차, 3차 진료가 모두 가능하다. 또는 외래 소아과 NP가 정신과 NP 자격증을 더하면 외래 어린이 환자들의 몸과 정신을 같이 진료할 수 있을 뿐만 아니라 다른 정신과 병원 및 의원에서도 전 연령대의 환자를 진료할 수 있다.

다른 전공 NP가 되는 방법은 간단하다. 원하는 전공 과목 NP 프로그램이 있는 간호대학을 찾아 지원하는 것이다. 처음에 NP

가 될 때 했던 과정을 전공 과목만 바꿔 다시 공부한다. 소요 시간은 프로그램마다 다르지만 평균 1년 반 정도가 걸린다. 보통은 자신의 모교 또는 원하던 학교에서 원하는 전공 과목 NP 프로그램이 있는지 찾아본다. 그러나 학교의 학기 일정에 따라 다음 해까지 기다려야 하거나 원하는 전공 과목 경쟁률이 치열해 입학 장담이 어려울 수도 있다. 이럴 때는 비교적 입학이 쉽거나 입학 인원을 많이 뽑는 비대면/온라인 NP 프로그램도 생각해볼 만하다. 현재를 2월이라고 가정할 때, 원하는 학교의 NP 프로그램 입학원서는 매년 12월에 마감하고, 합격 후 다음 해 8월 말에 학교를 다닌다면 최장 1년 6개월을 기다리게 된다. 조금 과장한 면도 있지만, 이 정도 시간은 비대면/온라인 NP 프로그램 하나를 끝낼 수 있는 시간이다. 1년 정도면 NP 프로그램의 반 이상은 끝낼 수 있는 시간이다.

앞서 NP 프로그램은 비대면/온라인 수업이 아닌 학교에 직접 가서 공부하는 것을 추천했다. 전공을 하나 더 공부한다는 것은 NP로 생활하면서 뭔가 부족하다, 필요하다, 바꿔야 한다는 생각이 들었음을 시사한다. 하지만 아직 특별한 이유를 찾지 못했다면 기다리는 시간을 단축하고, 입학이 쉽고, 학비가 싼 학교를 찾는 것이 현명하다고 생각한다.

리스크는 줄이고 두 전공은 살리는 법

NP가 전공을 하나 더 공부해 두 개의 NP 자격증이 있다고 하

자. 이는 진료 영역이 확장되었다는 의미이고, 취업할 수 있는 직장 범주가 확장됐다는 것이기도 하다. 그러나 NP 입장에서는 환자 질환의 복합성이 커지면서 리스크도 증가했지만 시급에는 큰 변화가 없을 수도 있다. 사실 고용주에게는 좋은 일이지만, NP에게는 자부심, 뿌듯함은 올라가나 실질적인 장점은 없는 셈이다. 이럴 때는 한 직장에서 두 전공을 같이 쓰는 것보다 두 직장에 다니면서 각각의 직장에서 전공을 하나씩 살리는 것이 좀 더 현실적이지 않을까 생각해본다. 이렇게 하면 환자의 질환은 복합적이지 않아 리스크는 상대적으로 적고, 두 전공은 다 살릴 수 있다.

NP가 전공을 완전히 바꾸는 경우를 생각해보자. 처음에 NP 프로그램 전공을 선택할 때 각자 중환자실, 소아과, 정신과 등의 병동에서 RN으로 일한 경험을 바탕으로 한다. 개인의 RN 경험과 상관없이 새 전공 NP 프로그램을 선택하고 공부한다면, 그 NP 프로그램을 공부하는 동안이라도 새 전공 병동에서 잠깐이라도 일해보기를 권한다. 예를 들면, 내과/가정과 NP가 정신과 NP 프로그램을 공부한다면, 정신과 병원이나 의원에서 일주일에 한 번이라도 RN으로 근무해보는 것이 바람직하다. 캘리포니아주에서는 NP 프로그램을 공부하는 동안 500시간 임상경험을 하게 된다. 하지만 그 시간만으로는 솔직히 부족했음을 느꼈다.

일과 가정의 균형,
나의 행복 찾기

일하면서 가정생활도 균형 있게 잘하는 사람이 있을까? 있다면 얼마나 될까?

간호사는 여성 비율이 압도적으로 높은 전문 직종이다. 일할 때 가정생활을 병행해야 한다는 점을 고려해야 한다. 여성이 결혼 후 자녀를 출산하면 대부분 집안일과 자녀 양육 책임을 함께 감당해야 하기 때문이다. 물론 가사 및 육아 부담으로 하던 일을 그만두거나 줄이기도 하지만 대부분의 간호사는 일과 가정생활을 병행한다. 이런 현상은 여성 비율이 높은 간호사와 같은 전문 직종만의 이야기는 아닌 것 같다.

미국 노동청의 통계자료 "2021년 기준 가족 특징에 따른 고용 현황(Employment Characteristics of Family 2021)"에 따르면, 3,280만 가

정의 5분의 2는 18세 이하의 자녀를 두었는데, 양부모로 구성된 가족 중 부모 두 사람이 고용 상태인 비율은 62.3%이고, 여성(어머니)만 고용된 비율은 조금 더 높은 67.8%이다. 그리고 여성 홀로 18세 이하 자녀를 부양하는 사람 중 고용된 비율은 71.2%이다.

이 자료는 미국에서 18세 이하 자녀가 있는 기혼 또는 비기혼 여성의 70%는 직장 및 사회생활을 하면서 가정생활을 병행하고 있음을 알려준다. 여성이 사회생활을 하는 것은 시대적인 흐름으로 이해할 수 있고, 이에 따라 우리가 왜, 어떻게 일과 가정생활을 균형 있게 이어갈 수 있는가 질문하게 된다.

어떻게 일과 가정에서 균형을 유지할까?

간호사의 업무 강도는 높다. 환자를 직접 간호하고, 응급 상황에 대처하며 다른 부서와 협력하기도 하고, 환자 및 그 가족들도 응대해야 하므로 업무 스트레스가 높다. NP의 업무는 신체적으로는 간호사의 업무보다 덜 힘들 수 있지만, 환자를 진단, 진료, 치료하는 모든 순간에 집중하고 의사결정을 해야 하고, 실수하지 않기 위해 조심스럽게 접근해야 하는 업무라 정신적인 스트레스가 높다.

그렇지만 이러한 일들은 적절한 보상과 보람이 따라오기에 충분히 할 만하고 즐겁다고 하는 선배와 동료를 많이 만난다. 그러나 이렇게 소임을 다하는 많은 선배와 동료, 그리고 나 자신도 가정생활을 잘해내려고 정말 스트레스를 많이 받는다고 이야기하면서 위로와 조언을 주고받는다. 일과 가정생활 사이에서 우리가 균형을 유지하는 방법에는 무엇이 있을까?

1) 일과 가정의 균형이 맞지 않는 지점을 찾자

여성들이 직장이나 사회생활을 그만두고 가정만 돌본다면 일과 가정의 균형이라는 말 자체가 필요 없을 것이다. 하지만 여성이 사회생활을 하면서 얻는 정체성, 자신감, 존재감, 성취감, 보람 그리고 보상 등 행복 추구권이 있고, 유능한 여성들이 가정생활을 이유로 직장이나 사회생활을 그만둔다는 것은 사회 전체적으로 손실이기도 하다.

일과 가정의 균형 유지를 위해 일과 가정 사이의 내 위치를 알아보자. 각자가 일 혹은 가정에 너무 치우쳐 있는지 또는 그 중심에서 균형을 맞추고 있는지 냉정하게 생각해보자. 예를 들면, 집에 들어가는 것이 싫은지, 회사에서 일하기 싫은지, 집에서 자녀들을 보는 것이 힘든지, 자녀들을 잘 돌보지 못해 미안하고 죄책감이 드는지, 배우자와 관계가 힘든 것인지, 같이 사는 다른 식구들과의 관계가 힘든지, 꿈을 이루고자 하는 욕구가 너무 커서 식구들의 희생이 요구되는지 또는 가족을 보살피느라 자신의 꿈을 포기하는지 등이 있다.

2) 한 지붕 아래 웃는 가족, 대화합시다

코로나 팬데믹 기간, 전 가족의 '집콕' 생활이 이어지면서 엄마들이 스트레스를 많이 받았다. 특히 의료 현장에서 일하는 간호사 엄마들은 코로나 팬데믹 기간에 쉴 수도 없었고, 퇴근 후에도 가정을 돌보고 육아도 쉴 수 없었으므로 이중의 스트레스를 받았다. 이러한 이유로 엄마 역할을 하면서 가족들에게 상처 주는 말도 종종 했다.

2020년 12월, 연합뉴스는 여성가족부와 한국청소년상담복지개발원 산하 청소년사이버상담센터의 상담이 30% 이상 늘었는데, 가장 많이 증가한 영역은 가족 문제로, 2020년 기준 43,185건으로 집계돼 2019년(24,559건)과 비교해 75.8% 상승했다고 전했다. 특히 부모와 자녀 간의 갈등 상담이 32,648건에 달해 지난해 같은 기간보다 70.0% 늘었다.

가족 간 갈등은 대부분 나와의 관계, 나와 배우자 관계, 나와 자녀들 관계, 나와 (시)부모님 관계에서 발생한다. 관계가 좋아지고 돈독해지면 대화를 쉽게 할 수 있고, 그러면 다시 더욱 관계가 좋아지고 돈독해지는 선순환이 일어난다. 따라서 대화는 가족이 화목하기 위해 꼭 필요할 뿐만 아니라, 특히 간호사 및 NP 직업인 여성이 가정의 균형을 유지하기 위해 필수다. 대화를 잘하려면 다음과 같은 자세가 필요하다.

첫째, 기본적으로 상대에게 '감사합니다, 고맙습니다, 덕분입니다'라는 생각을 한다면 대화할 때 존중하고 배려하고 경청하게 된다. 말 한 마디에 천냥 빚도 갚는다는 속담은 여전히 유효하다.

둘째, 나와 가족에게 친절하기. 일터에서 만나는 남에게는 친절하지만, 자신과 가족에게는 그렇지 못할 수 있다. 가족들에게도 환자를 대할 때만큼은 아니더라도 그 반만이라도 친절하게 대한다면 대화하기가 훨씬 쉬울 것이다. 친절하다는 것은 마음이 여유로운 데서 시작하며, 그럴 때 상대방에게 상처는 주지 않으면서도 원하는 메시지를 잘 전달할 수 있다. 이는 배우자뿐 아니라 어린 자녀에게도 해당한다.

셋째, 판단하지 말기. 판단하면 비판하고, 불평하고, 불만이 많아진다. 이미 일어난 일인데 왜 그랬냐고 정확히 따진다고 문제는 해결되지 않으며, 서로 책임을 미루고, 누가 더 잘못했는지를 이야기하다가 서로 감정만 상할 수 있다. 이렇게 해서는 대화가 잘 되지도 않을뿐더러 문제 해결에도 도움이 되지 않는다.

넷째, 자녀들 앞에서 잘 지낼 수 없다면 잘 지내는 척이라도 하자. 부부싸움도 자녀들 앞에서는 하지 말라. 자녀들이 잘 때까지 기다리든지, 집 밖에서 이야기하는 것도 자식에 대한 부모의 매너다. 화가 난 순간을 벗어나 이야기하는 것은 상당히 현명한 방법인데 어느 정도 시간이 지나면 화가 났어도 무엇 때문에 그랬는지 잊기도 하고, 화가 풀리기도 하고, 시간이 지난 후에는 감정보다는 이성적으로 대화할 가능성이 높아지며 상대방도 이해할 가능성이 높기 때문이다.

대화 및 소통의 기술에 관한 책은 서점에 넘쳐난다. 이는 대화가 중요하다는 사실은 인지하지만 대화하는 기술이 부족하다는 것을 알려준다. 대화에는 어느 정도 기술이 필요하고 이는 공부하면 개선되는 부분이다. 우리 집 지붕 아래서 만큼은 웃고 살고 싶다. 웃는 가족은 내가 열심히 일할 수 있게 하는 원동력이다.

착한 아들(딸) 신드롬은 가정생활에 방해가 된다

결혼하고, 출산하고 난 후에는 가족 구성원이 바뀐다. 어떤 사람은 자신과 배우자, 자녀들이 가족 범위에 있고, 어떤 사람은 양가 부모님 또는 자기 부모님, 배우자, 자녀 들을 포함한다.

그러나 결혼한 두 사람이 생각하는 가족 범위가 다르면 문제의 소지가 될 수 있다. 여성이 자신의 친정 부모님을 챙기느라 자식과 배우자를 소홀히 하고 시부모께도 소홀히 한다면 남성은 기분이 좋지 않을 뿐만 아니라 부부싸움을 자주 하게 된다. 아내는 '내가 벌어서 우리 엄마(아빠) 도와주는데 뭐가 문제야, 당신이 왜 난리야?'라고 생각한다.

하지만 남편은 가족의 범위가 배우자와 자녀들이기 때문에 아

내가 친정을 도와주는 것을 이해하지 못할 수도 있다.

이와 반대로 지나치게 효심이 강한 남편은 매주 토요일이 되면 아내와 딸을 데리고 서울에서 경주로 부모님을 뵈러 간다. 사실 아내는 주말에 휴식을 취하거나 가족과 단란한 시간을 보내고 싶고, 딸은 놀이공원을 가는 것이 소원이다. 남편의 가족 범위 안에는 부모님이 들어 있지만 아내와 딸은 그렇지 않다. 이런 경우에도 문제가 될 수 있다.

부모님을 돕지 말자는 이야기가 아니라는 것을 분명히 한다. 다만 내 경험으로 볼 때 가정생활을 조화롭게 하려면, 가족의 울타리를 튼튼히 해야 했고, 부모님과도 적정한 거리두기가 필요했으며 부모님을 돕는 것에는 다른 배우자의 동의와 배려가 필요하다는 부분을 고려해야 한다고 말하고 싶다.

스스로에게 주는 선물
최선을 다해 일하고 가정생활을 병행하는 우리에게 셀프 케어라는 선물을 주자. 이것으로 만성 피로 및 스트레스를 해소하고, 건강한 몸과 마음 상태를 유지하고, 번아웃 증후군을 예방하고, 또 삶의 질을 향상시킬 수 있다.

나의 셀프 케어는 목욕탕 가기, 스킨케어 받기, 명상하기, 쉬는

날 한국 드라마 몰아보기, 만화책 읽기다. 새로운 장소로 여행을 떠나는 동료도 있다. 이처럼 셀프케어가 특별히 거창할 필요는 없다. 각자 성향이나 관심사에 따라 달라질 뿐이다.

6장

무한매력,
정신과 NP의 세계

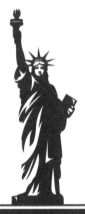

나는 행복한 정신과 NP입니다
: 다양한 업무 영역

정신병원

나는 월요일부터 금요일까지 매일 정신병원에 가서 환자를 본
다. 일과를 제일 먼저 정신병원에서 시작한다. 참고로 미국에서는
자살 위험(Danger to Self)이 있거나, 다른 사람을 해할 위험(Danger to
others)이 있거나, 심각한 장애(Gravely disabled)로 의식주를 혼자 해
결할 수 없을 때 강제로 정신병원에 입원을 시킨다. 이런 이유로
새 환자가 입원하면 상담하고 진단하고, 환자가 원하는 치료 방향
이 무엇인지 물어보며 그의 의견을 최대한 반영해 치료 계획을 세
운다.

기존에 입원한 환자들의 상태를 확인하고, 환자들에게 치료 진
행 사항을 설명하며, 불편한 점을 반영해 개선한다. 또한, 간호사
들과 사회 복지사, 퇴원 수속 담당자들과 함께 환자들의 현재 상태

에 대해 토론하고, 퇴원 가능한 환자의 퇴원을 준비한다. 정신병원에 입원한 환자의 퇴원 수속은 일반 병원 환자와는 달리 무척 까다롭다. 환자가 홈리스거나, 입원 전에 살던 집, 그룹홈, 널싱홈(양로병원) 측에서 그들이 퇴원 후 돌아오는 것을 거부할 때 새 거주지를 찾아주는 것까지 해야 하기 때문이다.

예를 들면, 환자가 몇 달 동안 정신과 약 복용을 하지 않고 정신 건강 상태가 악화한 상황 속에서 가족들을 죽인다고 무기를 들고 위협하다가 입원했다면, 가족들은 환자가 집으로 바로 돌아오기보다는 끝까지 치료를 받고 온전해지며 가족들도 안전하길 바란다. 그룹홈 같은 곳에서 환자를 거부하는 경우는 환자가 정신과 약을 복용하지 않고 그룹홈 내 기물을 파손하거나, 폭력적으로 다른 거주자를 때리거나 또는 협박했기 때문이다. 또는 환자가 자살 시도 및 자해한 병력이 있다면 그룹홈이나 널싱홈에서도 환자 받기를 꺼릴 수도 있다. 그럼에도 환자가 회복된다면 최선을 다해 환자의 거취를 찾아 퇴원 수속을 하는 것이 진료팀의 중요 업무다.

일반 병동 정신과 컨설팅 및 널싱홈 방문

나는 하루 평균 20~30명의 환자를 정신병원에서 진료한다. 정신병원 진료를 마친 오후에는 응급실을 포함한 일반 종합병원에서 정신과 진료를 하는데, '온콜'과 같은 개념이다. 정신 병동이 없는 응급실 또는 일반 병동(중환자실, 심장과, 분만과 등등)에서 정신과 진료가 필요한 환자를 진단하기 위해 담당 의사가 정신과 컨설팅 오더를 내려면 그 오더가 나에게 전달된다. 그러면 나는 그 환자를 만나 진단하고 진료하거나, 더 높은 수준의 치료가 필요하면 정신병원에 입원하도록 돕는 역할을 한다. 이런 일을 자문조정 정신의학(Consultation-liaison Psychiatry)이라고 한다.

일반 병동이나 응급실에서 컨설팅 오더가 없으면 나는 널싱홈을 방문한다. 한 달에 한 번씩 가서 널싱홈 환자 후속진료를 하는데, 주로 정신질환에 대한 약물 치료와 정신장애에서 발생하는 공격적이고, 폭력적인 행동들을 돌봐준다. 또한, 환자가 자살 충동을 느끼거나 폭력적일 때는 정신병원에 입원하도록 돕기도 한다. 전반적으로 환자 증상에 따라 약을 처방하고, 약 복용 후 효능과 부작용을 점검하며, 환자 상태에 따라 용량을 적절히 조절한다. 현재 4개의 널싱홈에서 200명 정도 환자의 정신과 진료를 하고 있다. 일반 병동과 응급실의 정신과 컨설팅은 일주일에 두세 번 정도로 콜이 오고, 널싱홈은 일주일에 한 번씩 돌아가면서 방문한다.

홈리스 정신과 진료 서비스

나는 홈리스를 도와주는 비영리단체, 세인트조셉센터(St. Joseph Center)와 계약하고 그들에게 정신건강 지원 서비스를 제공하고 있다. 매주 화요일과 목요일은 홈리스 환자들을 방문해 진료하고 약을 처방한다. 코로나 팬데믹 이후 모든 홈리스 환자는 길거리가 아닌 모텔과 같은 장소에서 임시로 살거나 주거 지원으로 정부 보조 아파트에 살고 있어 나도 길거리가 아닌 곳에서 그들을 진료한다.

홈리스 환자들은 약국과 거리가 먼 곳에 살거나, 약을 찾으러 약국에 잘 가지 않기에 약을 홈리스 환자들에게 직접 배달되게 하고, 주사약은 내가 투여한다. 그들을 만나는 것이 위험하지 않냐고 물을 것이다. 그래서 홈리스 환자를 만날 때는 반드시 홈리스 환자의 케이스 매니저(사회복지사)와 동행한다. 그래도 위험한 상황이 감지되면 진료를 하지 않는 것을 원칙으로 한다. 이런 경우는 다음 진료 스케줄을 정하고 다른 홈리스 환자를 보러 간다.

홈리스 진료는 내가 가장 사랑하는 일인데, 환자들이 진료를 통해 서서히 나아지고 그들이 원하는 삶을 살아가는 과정을 보면서 말로 표현할 수 없는 숭고함이 느껴지면서 마냥 행복하기 때문이다. 인간 존중, 인간 존엄과 같은 가치를 느낀다. 내가 그들을 도와주면서 느끼는 뿌듯함보다는 내가 그들을 도울 기회를 그들이 허락해주었다는 감사함에서 오는 벅찬 감정이라고 하겠다.

100% 원격 진료 중인 클리닉

코로나 팬데믹 이후, 내가 원장으로 있는 투게더멘탈헬스클리닉(Together Mental Health Clinic)은 100% 원격 화상 및 전화 진료를 하고 있다. 주로 우울증, 조울증, 불안증, 공황장애, 불면증, 강박증, ADHD를 겪는 환자들을 돕고 있다. 환자들이 원하는 시간에 접속해 진료하고 차팅한 다음 약국으로 약 처방을 보내면 환자들은 한 시간 내에 가까운 약국에 가서 약을 찾을 수 있다. 현재는 두 명의 파트타임 정신과 NP가 환자들을 정성스럽게 진료하고 있다.

이러한 일들을 혼자서 하는 것처럼 보일 수도 있다. 하지만 캘리포니아 NP는 (적어도 현재까지는) 환자를 보는 일과 관련해 의사의 감독(슈퍼비전)을 받고, 정신과 NP도 정신과 의사의 슈퍼비전을 받는다. 나를 고용한 의사가 슈퍼비전도 같이 하는데, 나의 직업 특성상 병원에서, 널싱홈으로 홈리스를 만나러 다니기 때문에 직접 만날 기회는 없다. 다만 언제든지 전화 연락이 가능해 의논할 수 있으므로 항상 의사의 슈퍼비전 아래에 있다. 처음 NP로 일할 때는 하루에 30통 가깝게 전화해 물어보고 일했지만, 지금은 한 달에 한 번 정도 정기적으로 통화하거나 만난다. 투게더멘탈헬스클리닉도 의사에게 정기적으로 슈퍼비전을 받고 있다.

커뮤니티 정신건강 교육 및 어린이 명상캠프

나는 정신과 NP로 일반적인 정신과 상담 및 진료뿐만 아니라, 정신병원에서는 상당히 심각한 정신과 환자들을 만나고, 그들의 정신적 위기에 대처하는 일을 한다.

정신건강 문제는 어느 정도까지는 예방할 수 있다. 문제가 생기더라도 대처법을 안다면 가볍게 지나갈 수도 있는데, 그 방법을 몰라 문제가 곪아 터지는 경우를 자주 본다. 정신과 NP로 일하면서 나는 많은 사람이 문제가 생기기 전에 미리 준비하면 좋겠다고 생각했다. 그리고 이는 정신건강 증진 및 정신질환 예방에 관심을 가지는 계기가 되었다.

현재 나는 로스앤젤레스 카운티에서 한인 대상으로 진행되는 자살 예방 교육 강사로 봉사활동을 하고 있고, 병원에서는 간호사들을 대상으로 자살 예방 교육을 진행한다. 또한, 캘리포니아 세리토스에 소재한 비영리단체, 소망 소사이어티 이사로 재직하면서 우울증 예방 교육, 치매 전문 교육 그리고 죽음 준비 교육을 하는 강사이기도 하다. 마지막으로 미래의 꿈나무, 어린이들을 대상으로 신나는 꼬마 명상캠프를 방학 때마다 진행했고 앞으로도 계속 계획 중이다. 명상캠프의 목적은 어린이들에게 잘 놀고, 휴식하고, 재충전하는 기회를 주어 스트레스를 해소할 뿐만 아니라 행복해지는 방법을 가르쳐주기 위함이다. 이처럼 각종 정신건강 교육과 명상캠프를 진행하는 것은 지금보다 조금 더 건강하고 행복한 사회를 만드는 데 보탬이 되고자 하는 정신과 NP의 조그만 노력이다.

일이 겹치는데 어떻게 이것을 다해요?

이 많은 일을 어떻게 하냐고 물으면 나는 '그냥' 한다고 말한다. 내일 스케줄은 오늘 저녁에 확인하고 내일 동선을 결정한다. 홈리스를 진료하는 화요일과 목요일은 아침 10시까지 정신병원 입원 환자 진료를 마치고 홈리스를 만나러 가므로 새벽에 일을 시작한다. 화요일이나 목요일에 병원에서 컨설팅 오더가 내려지면 바쁜 날이 된다. 홈리스 환자를 다 보고 컨설팅은 오후 4시 이후에 가능하기 때문이다. 환자 진료는 끝났지만 차팅을 다하지 못했다면 저녁에 한다. 바쁠 때는 화장실 가는 것도 잊고 일할 때도 있다. 스케줄 관리가 내 일의 핵심이라고 해도 과언이 아니다.

정신과 NP가 되고 80% 이상은 독립 계약자(Independent Contractor)로 일했으므로 다른 NP들과 달리 정해진 시간은 딱히 없다. 다만 일하는 장소와 진료해야 할 환자 수가 매일 업데이트 된다.

나의 업무 스케줄을 보면 직장을 다니는 다른 NP들과는 사뭇 다르다. '어떤 스케줄이 더 좋을까'라는 질문보다는 '나에게 맞는 스케줄은 무엇일까' 고민한다. 지금 이 스케줄은 지난 7년 동안 프리랜서 정신과 NP, 즉 독립 계약자로 일하면서 최적화되어 왔다. 내 글을 읽으면서 '이런 유형의 정신과 NP도 있구나' 하면 좋겠다. NP에 대해 여러 정보를 알아두면 추후 NP가 되었을 때 많은 도움이 될 것이다.

정신과에서 매일 환자들을 만나고 진료하고 치료하는 일은 나 자신과도 관계를 맺고 알아가는 것이기에 기적 같은 일상이다. 나는 행복한 정신과 NP이다. 직업 만족도를 말하자면 나의 점수는 계산할 수 없는 무한대라고 말하고 싶다.

상위 1% NP만 아는
정신과 NP의 세계

코로나 팬데믹 시간은 우리 삶에 급격한 변화를 가져다주었다. 특히 의료 환경은 코로나 팬데믹 직격탄을 맞아 초토화되었고, 이 위기 상황을 극복하기 위해 고군분투했다. 이러한 상황 속에서 대면 진료가 아닌 원격 진료는 새로운 대안이었고 급속히 활성화되었다. 원격 진료가 의료의 질을 떨어뜨리지 않는다는 사회적 인식도 서서히 자리 잡았다. 이제 코로나 팬데믹은 한풀 꺾이고 포스트 코로나 시대로 접어들고 있다. 이러한 배경에서 정신과 진료를 필요로 하는 수요가 폭발적인 증가 추세에 있다. 따라서 정신과 NP는 급격한 변화의 중심에 서 있고, 그 직접적인 수혜를 가장 많이 받은 직업이라고 생각한다.

삶의 유연성이 크다

정신과는 다른 전공(의원, 클리닉)과 달리 특별한 검사 없이 주관적인 정보로 진단하고 진료할 수 있다. 의사가 보고, 듣고, 만져보고 진찰 및 진단하는 것이 아니라 환자의 진술과 환자가 보인 모습에 기초해 진단하기 때문이다. 코로나 팬데믹 기간에 정신과는 원격진료가 급속히 보편화되고 활성화되었다.

정신과 NP는 집에서 원격으로 환자를 볼 수도 있고, 클리닉에서 볼 수도 있으며, 휴가지에서도 볼 수 있게 되었고, 이것이 내가 생각하는 정신과 NP라는 직업의 가장 큰 장점이다. 가정생활의 균형이라는 점에서 보면, 집에서 자녀를 키우거나 부모님을 돌보는 입장에서는 성별에 상관없이 상당히 반가운 소식이다. 세계 시민이라는 관점에서 보더라도 정신과 NP는 거주지 선택의 폭이 아주 넓다. 실제로 텍사스나 멕시코에 살면서 캘리포니아에 있는 환자를 원격 진료하는 경우, 캘리포니아에 살면서 켄터키의 환자를 보는 정신과 NP도 흔하다. 나도 지난여름 한국에서 한 달 동안 부모님과 함께 있을 때도 하루에 3시간 정도는 환자를 계속 보았다. 약처방은 전자동화된 E-처방(prescription) 시스템을 쓴다. 마지막으로 시간과 비용 절약 관점에서 보면, 출퇴근 시간이 없다는 것과 교통비가 거의 들지 않는다는 것이 장점이다.

원격 진료가 아닌 정신병원, 널싱홈 진료는 정신과 NP가 스케줄을 조정할 수 있으므로 정해진 시프트 시간(8시간, 10시간, 12시간)에 얽매이지 않아도 된다. 따라서 자녀 픽업, 학교 방문, 본인 치료를 위한 병원 방문, 부모님 방문 등 여러 개인적인 일을 여유 있게 처리할 수 있다.

NP 중에서도 연봉이 높다

정신과 NP 연봉은 다른 전공 NP보다 높다. 한 예로 미국의 구인 웹사이트 Indeed.com에서 캘리포니아 로스앤젤레스 지역 내과 NP와 정신과 NP는 연봉으로 평균 12~16만 불, 최저 시급 65불 대비 16~20만 불, 최저 시급 80불을 오퍼하는 정도다.

정신과 NP 연봉이 높은 이유는, 정신과는 특별전공, 즉 스페셜티 전공이고, 인력이 생각보다 많지 않기 때문이다. 미국NP협회 2022년 4월 기준 통계에 따르면 미국 내 전체 NP에서 정신과 NP는 6.5%에 불과하다. 현재 정신과 진료 수요는 폭발적으로 상승하고 있으나 공급이 부족해 정신과 NP를 찾기 힘들기 때문에 연봉이 높을 수밖에 없다.

많은 사람은 이제 정신과 NP 시장이 곧 포화되지 않을까 걱정하기도 한다. 하지만 미국 의료 시장은 상상할 수 없는 예산과 펀드로 움직이고, 시간이 지날수록 정신건강의 중요성에 대해 사회적 인식이 높아지고 있기에 정신과 NP의 수요는 점점 더 늘 것이라고 생각한다. 그러한 걱정 때문에 정신과 NP 공부를 망설였다면 당장 시작하라고 권하고 싶다. 앞에서 나의 정신과 NP 4년 차 경력 연봉을 공개했는데, 그것은 내가 가진 여러 수입원 중 하나의 연봉일 뿐이다.

직장 선택지가 다양하다

정신과 NP로 일할 수 있는 직장은 '지천에 널려 있다'라고 하는 것이 맞다. 종합병원 정신과에서 의사들과 함께 진료할 수 있고, 외래 정신과 의원이나 클리닉에서 진료할 수 있으며 널싱홈이나 그룹홈 같은 요양 및 보호 시설에서 진료할 수 있고, 비영리단체의 특정인을 위한 정신과 서비스에 연결되어 진료할 수 있다. 또 정신과 응급센터에서 환자를 진료할 수 있고, 카운티와 같은 정부 기관에 소속되어 환자들을 진료할 수 있다. 뿐만 아니라 독립 계약자로서 각 의료 기관 및 비영리단체에 정신과 서비스를 제공할 수 있다. 따라서 정신과 NP는 원하는 직장을 선택할 수 있다는 점이 큰 장점이다. 원하는 직장이 없거나 선택하고 싶지 않을 때는 자신의 클리닉을 세울 수도 있다.

사회적 지위를 체감한다

병원에 진료하러 가면 의사 및 회사 중역 전용 라운지에서 식사하고, 식사는 공짜에다가 음료수와 스낵도 무료로 제공되며, 전용 파킹장이 있어 많이 걷지 않아도 된다는 혜택 정도를 이야기한다면 NP라는 직업으로 달라진 사회적 지위를 온전히 설명할 수 있을까?

내가 '미스 조'로 한국에서 직장 생활을 할 때나 미국에서 간호사를 할 때 내 위에는 많은 상사가 있었다. 두세 단계 위의 상사들과는 말 한 마디 섞기도 어려웠다. 그러나 정신과 NP가 된 후 나의 보스는 간호사의 매니저도 아니고, 간호사 매니저 위의 디렉터도 아니며, 그렇다고 다른 부서의 이사나 상무도 아니다. 오직 나를 고용한 정신과 의사가 나의 보스다. 정신과 의사는 대부분 독립적으로 일하므로 그의 보스는 없다. 의사결정 체계, 즉 조직도가 무척 간단해진다. 따라서 병원의 진료 정책과 절차(policy and procedure)를 잘 따른다면 정신과 NP에게 딴지를 걸 사람은 없다. 큰 병원이 아니라 정신과 외래 병원이나 의원에 취직한다면 더더욱 보스는 없다. 정신과 NP는 각자의 라이센스로 일하므로 누가 뭐하고 할 사람은 없다. 단지 어떤 이유로 잘못을 한다면 정신과 NP 본인이 책임을 지면 된다.

또 다른 면은 NP가 존경받는 직업이라는 사실이다. 미국에서 NP가 되려면 적어도 8년에서 10년 정도의 간호 관련 교육과 전공 분야 교육 및 훈련이 필요하다. 또한, NP가 되기 전 간호사로 쌓은 경험 또한 무시하지 못한다. 이 과정은 정신과 NP뿐 아니라 다른 전공의 NP에게도 동일하게 적용된다. 이러한 교육과 훈련을 받은 NP는 환자의 자율성 보장, 무해성 원칙, 선행 원칙, 그리고 정의의 원칙이라는 간호사의 4개 윤리 원칙에 따라 환자를 본다.

자기계발의 기회가 열려 있다

정신과 NP로 일하면서 각 NP가 선호하는 환자들이 다르고 각 환자를 치료하는 접근법이 다르다. 나는 주로 입원 정신병원에서 일하므로 위기상황 대처 방안을 연구하고 공부할 뿐 아니라, 정신 건강 악화 후 병원에 오기 전에 평소에 정신건강 관리를 하길 바라는 마음에서 대중 교육에 관심이 많다. 예를 들면, 자살 예방 교육, 치매 전문 교육, 우울증 및 불안증 교육을 제공하고 힐링캠프나 명상캠프를 진행한다. 무엇을 하고 싶은지, 어떤 환자를 도와주고 싶은지, 어떻게 도와주고 싶은지 정해지면 자신이 정한 그 분야를 더 공부하고 연구한다. 자살 예방 교육 전문가가 되기 위해 6개월가량 미국정신과간호사협회(American Psychiatric Nurses Association, APNA)의 정식 교육을 받기도 했다. 일반인 대상의 실용적 자살중재기술훈련(Applied Suicide Intervention Skills Training: ASIST) 강사가 되려고 오리건주에서 교육받았고 현재 로스앤젤레스 카운티 교육자와 함께 호흡을 맞춰 무료로 교육을 진행하고 있다.

정신과 NP 진료는 대부분 약물 치료를 동반하기에 상담은 하지 않는다고 생각하는 사람이 많은데 실제는 그렇지 않다. 약물 치료가 주요 업무이지만 상담을 하지 않는 정신과 NP는 솔직히 상상하기 어렵다. 다만 NP 과정에서 상담을 배우는 시간은 비교적 짧기에 NP가 되어서도 계속 공부하며 자기계발을 해야 한다. 한 동료는 어린이와 청소년의 약물 중독 예방에 관심이 많아 약물 중독 예방, 대응법을 배우고 자신의 진료에도 적용한다. 여러 종류의 교육 기회는 항상 열려 있어 각 NP가 계속 자기계발을 한다면 한층 더 성장한 전문가가 된다. 이는 스스로 자기계발도 되지만 궁극적으로는 환자들에게 도움이 되는 일이다.

보고 배우는 게 다양해 사업 기회도 많다

주위에서 많은 정신과 NP가 두세 개의 파트타임을 하며 일한다. 예를 들면 일주일에 2일은 클리닉에 나가 대면 진료하고, 다른 3일은 집에서 원격 진료를 하거나, 주말은 널싱홈을 방문해 진료하고 입원 정신병원에 가서 환자를 본다. 또는 정신과 임상 교수를 하기도 하고, 컨설턴트로 일반 병동을 방문하기도 한다.

여러 병원과 클리닉을 다니면서 환자를 진료하는 NP는 각 병원의 의료 환경을 보고 느끼고 또는 그곳에서 일하는 의료진 및 실무진으로부터 많은 것을 배울 기회로 삼는다. 최근에 법이 어떻게 바뀌었는지, 각 의료 환경에 정부 자금은 어떻게 지원되는지, 누가 정신과 병원을 샀는지, 어떤 의료 기관에서 정신과 NP나 간호사를 구하는지 등에 대한 정보를 얻는다. 또한, 어떤 주제를 두고 다양한 사람들을 만나 토론한다. 이는 정신과 NP의 시야를 넓혀 준다. 환자 진료뿐 아니라 전반적인 의료 현장 동향을 알 수 있는 기회이기도 하다. 따라서 창의적이고 진취적이고 모험심 강한 정신과 NP는 현 시장에 대한 정보를 상세히 파악해 자신에게 맞는 사업을 구상할 수 있다.

간략히 말하면, 정신과 NP는 시공간에 구애받지 않고 진료할 수 있다. 연봉은 다른 전공과 NP에 비해 상대적으로 높은 편이고, 사회적인 존경을 받으며 의사결정 체계가 간소하다. 직장 선택 폭이 넓고, 계속 자기계발 기회가 주어진다. 무엇보다 여러 의료 기관에서 환자를 진료한다면, 다양한 사람을 만나고, 의료 환경을 보는 시야도 넓어진다. 이에 따라 개인 사업을 구상하고 추진할 기회를 발견할 수도 있다. 여러분은 어떻게 생각하는가? 정신과 NP, 매력적이지 않은가?

NP 2년 차에
개인 클리닉을 열다

무식하면 용감하다는 말이 있다. 내가 병원을 오픈한 것은 무식과 무지에서 시작했다고 해도 틀린 말은 아니다. 병원을 열고 싶다는 생각만으로 준비 없이 정말 용감하게 너무 큰 일들을 벌여 재정적으로 어려움이 많았다. 참고로 병원이라고 하면 큰 건물에 많은 의료진이 있는 모습이 떠오른다. 국립국어원에 따르면 30명 이상의 환자를 진찰, 치료하는 데 필요한 설비를 갖추어 놓은 곳을 병원이라고 한다. 반면 외래 환자를 진료, 진찰하는 (동네) 의원, 진료소 또는 클리닉이라는 단어들이 있고, 내 병원 역시 '클리닉'이라고 부르는 것이 적절할 것이다.

이번 장에서는 투게더멘탈헬스클리닉의 설립자로서 클리닉 설립 취지와 과정, 그리고 미숙했던 점을 공유하고, 클리닉 설립이 어떤 의미인지에 대해서도 생각해보고자 한다.

설립 배경

투게더멘탈헬스클리닉(Together Mental Health Clinic)은 내가 정신과 NP 2년이 지날 무렵이던 2018년 8월 13일에 시작해 현재 5년째이다. 지금 생각하면 정신과 NP로 일을 시작하면서부터 클리닉을 세운다고 목표를 두고 매진했던 것 같다.

캘리포니아 로스앤젤레스 지역에 한국 교포들이 정신과 상담을 받을 곳이 거의 없다는 안타까운 현실을 알게 되었다. 정신과 진료는 다른 전공 과목과 달리 환자가 자신의 느낌, 생각을 정확히 표현해야 하므로 모국어로 의사를 전달하고 상담하는 것이 정말 중요하다.

그러나 한국어를 하는 정신과 관련 의료진은 턱없이 부족하다. 한인 인구 대비 정신과 전문의원이 손가락에 꼽을 정도로 적었다. 게다가 한인들은 정신건강에 관심이 없어 보이거나, 남의 일처럼 생각하고, 문제가 있더라도 인정하지 않아 조기 치료 시기를 놓쳐 정신건강을 악화시켰다. 한인 자살률이 타 인종에 비해 높다는 현실이 피부로 다가왔다. 이에 나는 한인을 포함해 지역주민들이 적절한 시기에 정신과 의료진을 만날 기회를 제공하고 싶었다. 그리고 내가 사는 지역사회가 정신적으로 조금 더 건강하고 행복해지기를 바라는 마음에서 '투게더'(Together, 더불어 혹은 함께)라는 이름으로 클리닉을 시작했다. 환자들과 지역주민뿐 아니라 동료 및 후배 NP 그리고 직원들과 함께 성장하기를 바라는 마음도 담았다.

회사 설립 과정

클리닉 설립 과정은 한마디로 실수의 연속, 문제 발생과 해결 과정이었다. 이러한 과정을 통해 나는 비즈니스 시야를 넓히게 되었고, 기존의 종업원 마인드에서 고용주 마인드로 탈바꿈하는 중요한 경험을 하게 되었다. 여기서 클리닉 설립과 관련한 경험을 공유하려 한다. 물론 꼭 여기에 적힌 순서대로 회사 설립을 해야 하는 것은 아니다.

1) 회사 설립 준비

클리닉 설립 전에 자신에게 꼭 질문해야 할 것이 있다.

- 나는 왜 클리닉을 오픈하려고 하는가?
- 개인 시간을 희생할 각오가 되어 있는가?
- 얼마 동안 수입이 없어도 감당할 수 있는가?
- 얼마를 투자할 것인가?
- 클리닉을 세우고 나서 일어나는 문제들에 대한 책임을 감당할 수 있는가?
- NP가 완전 독립 진료 권한이 없는 경우(예: 캘리포니아) 슈퍼비전 의사가 있는가?

이러한 질문들에 대한 구체적이고 긍정적인 대답을 할 수 있다면 클리닉 설립 준비는 되었다고 말할 수 있다.

2) 회사 이름

클리닉을 세운다는 것은 하나의 독립된 법인체, 즉 회사를 설립하는 것이므로 클리닉 이름을 결정하여야 한다. 캘리포니아주 정부에 등록할 때 회사 이름이 중복되면 안 되므로 여러 개를 미리 생각해두는 것이 좋다.

처음 설립 과정에서 간호사 출신 변호사에게 의뢰하고 진행했는데, 결과가 좋지 않아 회계사에게 다시 의뢰해 마무리했다. 캘리포니아에서 NP가 클리닉을 오픈한 경우가 거의 없고 더욱이 정신과는 내가 처음이라 이런 케이스를 경험한 변호사가 캘리포니아 로스앤젤레스뿐만 아니라 남가주 어디에도 없었다. 그 변호사는 4,000불을 청구했지만 일의 완성도는 정말 실망스러웠다.

회사의 정식 이름은 "Together Psychiatric Nurse Practitioner and Associates, A Nursing Corporation"으로 상당히 긴 편이다. 그래서 투게더멘탈헬스(Together Mental Health)로 줄여서 클리닉을 운영하는데, 이것을 DBA(Doing Business As: 즉 ○○라는 이름으로 사업한다는 뜻)라고 한다.

메디케어 같은 보험사와 계약할 때는 정식 회사 이름으로 계약하고 환자를 진료한 의료 수가를 받는다. 이때 메디케어는 의료 수가를 자동으로 은행으로 입금해주는데, 클리닉 공식 이름이 너무 길어 메디케어 전산에 다 입력되지 않아 지금까지도 의료 수가를 매월 체크로 받고 있다. 만약에 이 변호사가 경험이 있어 회사 이름이 길다고 수정하라는 조언만 해주었더라면 이런 번거로운 일은 피할 수 있었을 텐데 말이다.

회사 이름은 짧게 짓고, NP가 회사를 설립한다고 해도 그것은 어디까지나 법인에 해당하므로 공인회계사의 도움을 받는 것도 좋은 방법이다. 그리고 회계사의 수수료 또한 변호사보다 싸다는 장점이 있다.

3) 회사 로고

처음에 클리닉 로고를 생각할 때 모두 다 함께 더불어 행복하고 건강하자는 뜻에서 종이에 후배와 스케치 작업을 해 그 안을 디자이너에게 보내 만들었다. 왼쪽은 처음에 동료 후배 NP가 그린 로고와 그에 맞춰 고안한 로고다. 여기에는 클리닉의 핵심 가치들과 미션 및 비전이 담겨 있다.

동료 후배와 함께	최초 클리닉 로고	최근에 변화한 로고

4) 회사의 종류

일반적으로 NP가 운영할 수 있는 회사의 형태는 개인사업체(Sole Proprietorship), 전문기업(Professional Corporation), 유한책임회사(Limited Liability Companies)가 있다.

첫째, 개인사업체는 1인 소유 사업체로서 소득에 대한 세금 외에 자영업 세금을 추가로 내야 한다. 그리고 자영업자는 자영업에 대한 무한 채무 및 법적인 책임을 갖는다.

둘째, 전문기업은 변호사, 의사, 간호사 등 전문직 종사자들을 위한 기업 유형이다. 예를 들면, 홍길동 의사의 회사 이름이 'Gil Dong Hong, MD. APC'이고 여기서 APC는 'A Professional Corporation'의 약자이다. 투게더멘탈헬스클리닉의 공식 명칭인 'Together Psychiatric Nurse Practitioner and Associates, A Nursing Corporation'의 뒤에 따라오는 'A Nursing Corporation'을 보면 간호 전문 회사라는 뜻이다.

전문기업은 세금의 과세 여부에 따라서 S-Corporation과 C-Corporation으로 나뉜다. S-corporation는 순 사업 소득(기업 이익)에 대해 특정 상황을 제외하고는 세금이 부과되지 않고, 그 이익이 주주(소유자)에게 분배되면 개인 소득으로 과세된다. C-corporation는 순 사업 소득(기업 이익)에 세금이 부과되고, 그 이익이 주주(소유자)에게 분배되면 그 돈은 다시 개인 소득으로 과세된다. 참고로 투게더멘탈헬스클리닉은 S-corporation이다.

셋째, 유한책임회사(limited liability companies: LLC)는 주주 파트너십으로 둘 이상의 개인 또는 단체(주주)가 단일 회사의 소유권을 공유한다. 그러나 주주들은 회사 부채에 대한 책임은 없다.

어떤 종류의 회사 유형을 선택하는 것은 소득에 대한 세금 과세 여부, 파트너 유무, 회사 부채 책임 여부에 따라 현저히 달라질 수 있다. 그래서 변호사나 회계사의 도움을 받는데, 나는 회계사의 도움을 받아 회사를 설립했다.

5) 사업장

회사를 설립, 즉 클리닉을 오픈하려면 주소가 필요하다. 회사의 물리적 장소인 주소가 얼마나 중요한지에 대해서는 글로 표현하기엔 솔직히 조금 부족하다. 지금의 클리닉 소재지는 3번째로 정착한 장소다.

로스앤젤레스는 회사 빌딩 렌트비(임대료)가 엄청 비싸므로 환자가 언제 올지도 모르는데 장소만 덜컥 빌리는 것은 무모한 일이라는 생각이 들었다. 그래서 다른 병원 안에 사무실 한 개를 빌려 시작하려고 했다. 처음에는 캘리포니아 세리토스의 한 내과 병원에 방 하나를 빌렸다. 하지만 당시 근무하던 병원과 거리가 멀고 그 내과 병원 환자와 정신과 환자의 결이 달라서 그곳에서 환자를 진료하기는 어려웠다. 그 내과 병원은 메드스파(Med Spa)를 운영하는 곳이라 보톡스나 레이저를 사용하는 고객이 주를 이루어 병원 인테리어나 전반적인 분위기가 정신과 진료를 원하는 환자들과 맞지 않았다. 고민 끝에 석 달 만에 다른 곳으로 옮겼다.

두 번째로 자리 잡은 곳은 로스앤젤레스의 한 내과 병원이었는데 이곳 또한 정신과 진료를 하기에는 맞지 않았다. 일반 내과 의원에는 의료기구들이 있는데, 이런 기구들은 정신과 진료에는 도움이 되지 않고 오히려 위험 요소가 될 소지가 있었다. 나는 조금이라도 렌트비를 아끼려고 노력했는데, 사실 성공하지는 못했다. 오히려 주소지가 여러 번 바뀌어 여러 중요한 계약 서류 및 편지들이 예전 주소로 송달되었고 그에 대한 답변을 바로 보내지 못해 많은 업무가 진행되지 않거나 지연되었다. 그리고 매번 편지가 왔을 때 내과 병원을 찾아가 수령해 시간 낭비였을 뿐만 아니라 내과 병원 직원들이 편지들을 모은 후 나한테 연락하는 수고를 해야 했다. 지금도 장소를 빌려주신 두 내과 의사 선생들께 감사한 마음이다. 그러한 장소가 있어 시작할 수 있었기 때문이다.

정신과 클리닉은 일반 병원과 달리 의료기구가 필요 없고, 책상, 의자, 쇼파 같은 가구들만 있으면 돼서 회사의 사무실 한편을 빌려할 수 있다는 장점이 있다. 그러나 사전 조사나 준비 없이 그렇게 한다면 위와 같은 문제들과 만나게 된다.

6) 회사 연락처

회사 주소지가 정해지면 통신회사에 전화해 전화, 팩스 및 인터넷을 연결한다. 회사를 옮기더라도 통신사에 장소 변경을 알리면 회사 번호는 변경 없이 쓸 수 있다. 인터넷은 용량이 크고 속도가 빠른 옵션을 선택한다.

7) 컴퓨터 시스템

1인 클리닉으로 시작해 내과 병원에서 사무실 한편을 빌려 쓰고 환자 진료 차트를 컴퓨터에 저장하는 중이라고 해도 컴퓨터 안에 바이러스 방지 소프트웨어를 설치한다. 개인 컴퓨터가 아닌 여러 대가 네트워크로 연결된다면 방화벽과 전문 백업 프로그램이 반드시 필요하다. 환자 개인 정보가 유출되어서는 안 되기 때문이다. 컴퓨터 시스템 구축 시 CCTV도 함께 설치하라. 나도 상담실 안에는 카메라를 설치하지 않았지만 상담실 입구, 클리닉 입구, 대기실 내부에는 설치했다. 위험 요소를 미리 발견해 환자, 직원 그리고 자신의 안전을 도모하기 위해서다.

8) 각종 보험들

회사를 운영할 때 위험을 분석하고 예방 관리하는 것도 중요한 업무 중 하나다. 클리닉을 오픈하기 위해 장소를 물색하고 렌트 계약할 때 건물 주인은 일반재해 보험과 화재보험 가입 여부를 반드시 확인한다. 또한, 미국에서 NP로 근무하려면 개인적으로 과실배상책임보험(Professional Liability Insurance or Malpractice Insurance)에 가입해야 한다. 이에 더해 클리닉을 오픈할 때는 클리닉 자체의 과실배상책임보험 또한 가입해야 한다.

9) 비즈니스 플랜: 사업계획

클리닉의 사업계획은 상황과 목적에 따라 달라질 것이다. 일반적으로 처음 5년간 사업의 예상 수입 및 지출을 계산해 수익이 나는 시점을 예상하고, 목적과 방향을 수립하며, 잠재 위험을 분석해 작성한 서류를 사업계획서라고 한다. 이는 잠재적으로 자본금 마런을 위해 투자자 및 금융기관에 제출하는 서류이기도 하다. 예를 들어 정신과 클리닉을 오픈하려면 다음과 같은 사업계획 검토표를 참고해 사업계획서를 작성한다.

➔ 사업 계획 검토표

사업 관련 항목	검토 사항
시장 조사	• ○○ 지역에 정신과 서비스가 필요한가? 수요가 있는가? • ○○ 지역에 다른 정신과 클리닉이 몇 개 있는가? • ○○ 지역에 NP에 대한 사회적 인식은 어느 정도인가?
진료 서비스	• 진료 대상은 누구인가? : 청소년, 어른, 노인… • 어떤 진료 서비스를 제공할 것인가? : 스트레스 관리, 우울증 및 불안증 또는 정신과 응급 상황 대처 서비스
조직 계획 및 운영 관리 계획	• 업무 정책, 절차 및 실행을 어떻게 할 것인가? • 의료 수가 청구는 어떻게 할 것인가? • 인사, 회계, 홍보, 마케팅은 어떻게 할 것인가? • 슈퍼바이저 의사와 계약을 어떻게 할 것인가?
자금 계획	• 예상 수입은 어느 정도인가? • 예상 지출은 어느 정도인가? • 클리닉이 수익을 내는 시점을 언제로 예상하는가? • 창업 자금은 얼마가 필요한가? 빌릴 것인가? 투자받을 것인가?
잠재적인 문제 및 위협	• 어떤 문제와 위험이 예상되는가? • 위기 상황에서 대처 방안은 무엇인가?

특히 자금 계획 수립은 정말 중요하다. 어떻게, 얼마의 수입이 들어오고 지출이 얼마 정도인지에 대한 정보를 미리 알면 불필요한 지출을 줄이고 사업 손실을 막을 수 있다. 이때 예상 지출 목록과 금액을 반드시 정리해본다. 그리고 얼마로 사업을 시작할지, 그 자본으로 수익이 나지 않아도 얼마나 버틸 수 있는지에 대한 정보를 파악한다면, 심적인 부담을 줄이면서 하고자 하는 일에 매진할

수 있다.

나는 사업계획을 세워야 한다는 것을 몰랐고 당연히 사업계획서를 작성하지도 않았다. 그러다가 많은 금전적 손실을 입었고 사업 방향을 잃고 헤맨 시간도 상당했다.

그러므로 시간이 걸리더라도 사업계획서를 반드시 작성해보라고 조언한다. NP는 간호사 역할에 익숙해서 경영자 마인드셋으로 사업계획서를 쓰는 것이 쉽지 않다. 경험이 풍부한 비즈니스 컨설턴트의 도움을 받길 바란다.

현재 많은 NP가 자기 클리닉을 오픈하고 싶어 하지만, 위험을 감수하고 싶지 않아 그냥 자기 연봉에 만족하며 일한다. 사업계획서를 작성해보면 클리닉을 오픈하는 것이 어느 정도 수준에서 가능한 일인지 확인할 수 있을 것이다. 설사 고심한 끝에 클리닉을 오픈하지 않는다고 결정했더라도 이는 사전 정보에 입각한 자기 결정이기에 후회가 없을 것이다. NP가 클리닉을 오픈할 수 있다는 것은 새 모델이고 NP에게 새로운 기회가 열려 있음을 알려준다.

시스템에 대한 무지는
커리어의 발목을 잡는다

큰 꿈을 가지고 투게더멘탈헬스클리닉을 열었지만 어려움이 많았다. 미국의 의료 시스템이 어떻게 돌아가는지 몰랐기 때문인데, 이때까지만 해도 나는 내가 의료 시스템을 잘 모른다는 사실 자체를 몰랐다.

클리닉을 열고 난 후에 알게 된 미국 의료 시스템

의료 시스템은 환자, 의료진 그리고 보험회사로 구성된다. 환자는 먼저 보험에 가입되어 있다. 한국과 달리 미국은 보험 종류가 천차만별이다. 나이 65세가 넘었거나, 장애가 있거나, 경제적으로 어려운 사람들은 정부 제공 보험에 가입할 수 있지만, 그 외의 사람들은 의료 보험을 '구입한다'라는 개념이 맞는 것 같다. 매월 내는 금액에 따라 의료 보험 혜택이 달라지기 때문이다. 그리고 의사,

NP, 물리치료사, 직업치료사, 한의사 같은 의료진은 환자를 보고 각 환자의 보험회사에 환자를 본 비용 즉 의료 수가를 청구한다.

게다가 의료진이 각각의 보험회사와 계약이 되어 있어야 의료 수가를 청구할 수 있다. 이렇게 의료진과 보험회사 간에 계약을 맺는 것을 자격인정(Credentialing, 크리덴셜링)이라고 한다. 예를 들어 캘리포니아 로스앤젤레스에 있는 평범한 클리닉은 캘리포니아 내에 있는 모든 보험회사와 계약되어 있는 경우는 매우 드물고, 각 클리닉마다 계약된 보험회사가 다르다. 그래서 미국의 클리닉에 전화해 가장 먼저 계약을 맺은 보험회사 종류를 물어보는데, 환자들이 자주 듣는 말은 "우리, 그 보험은 안 받아요"라는 말이다. 즉, 이 클리닉은 환자가 가입한 보험회사와는 계약이 안 되어 있으니 현금을 내고 진료를 받거나 환자의 보험을 받아주는 다른 클리닉에 가서 진료해야 한다는 뜻이다. 그리고 의료 수가를 각 보험회사에 청구하는 일을 빌링(Medical billing)이라고 하며, 그 일을 담당하는 사람을 빌러라고 한다. 빌러는 클리닉에 소속되어 일하는 사람도 있고 전문 빌링 회사에 소속되어 일하기도 한다.

나는 빌러와 인연이 없었다

투게더멘탈헬스클리닉을 오픈하고 나서 기존에 일하던 의사 G와는 계약을 종료했다. 그때 빌러는 자기가 일을 그만두니 다른 빌러를 소개해준다고 했다. 그 빌러는 G 의사와 돈독히 일하고 있었고, G 의사의 환자들이 상당히 많았기 때문에 나와 계속 일하기가 어렵겠다고 짐작했다. (여기서 자격인정 절차를 왜 클리닉 개원 후 진행하는지 궁금할 수 있는데, 보험회사들은 주소가 없으면 계약을 하지 않고, 불시에 클리닉에 찾아와 확인하므로 클리닉 개원 후 진행한다. 팬데믹 이후 상황은 다를 수 있음)

이후에도 빌러를 2번 더 바꾸었는데, 두 사람 모두 정신과 빌링은 해본 적이 없어 일하는 데 서툴렀다. 빌러가 일을 잘 못 한다는 뜻은 환자를 진료했는데도 보험회사들로부터 의료 수가를 제대로 못 받았다는 이야기다. 그래서 다음에는 전문 빌링회사와 계약을 했다. 그곳의 J가 투게더멘탈헬스클리닉을 담당했는데 그녀와 함께한 1년의 시간을 한 마디로 표현하자면 "바람과 함께 사라지다"라고 할 수 있다. 6개월 동안 환자를 진료한 의료 수가를 못 받았으니 마음 고생뿐 아니라 금전적 손실도 막심했다. 그녀는 나의 클리닉 및 다른 클리닉의 의료진과도 제대로 일하지 않아 큰 피해를 주고는 회사에서 해고되었다. 지금은 5번째 빌러와 일하고 있고 아무 문제가 없다.

8만 4천 달러를 공중에 날리다

J 빌러가 빌링을 안 하는지도 모르고 나는 롱비치에 있는 정신병원에서 환자를 보기 시작했다. 나는 정신과 NP이고, 독립 계약자(프리랜서)이지만 캘리포니아에서는 슈퍼바이저 의사가 필요하고 그 의사가 진료하러 가는 곳에 나도 갈 수 있다.

먼저 슈퍼바이저 의사가 롱비치에 있는 정신병원에서 환자를 진료하도록 계약하는 것을 병원 '프리빌리지(Privilege)'를 얻는다고 표현한다. 이를테면 그 병원에 소속돼 환자를 볼 수 있지만, 병원에서 월급을 받지 않고 각자 진료한 환자의 보험회사에 의료 수가를 청구하는 구조다. 이처럼 의료 수가를 청구하는 빌링에 대해서는 웬만한 의료진들은 잘 모른다. 빌링은 빌링 전문가에게 맡기기 때문이다. 당연히 나의 슈퍼바이저 의사도, 나도, 내가 고용한 NP도, 우리 모두 빌링에 대해 전혀 몰랐다.

2019년 6월 1일부터 11월 말일까지 매일 환자들을 보았지만, 우리는 의료 수가를 하나도 받지 못했다. 나와 내 슈퍼바이저 의사는 처음 한 달을 진료하고 그다음 달에는 내가 고용한 유니스 NP가 이어 환자들을 진료했다. 나와 슈퍼바이저 의사가 진료한 환자들 숫자를 정확히 계산하진 않았지만, 하루 평균 15명을 기준으로 계산하면 대략 450명에 해당하는 의료 수가를 받지 못했다. 여기까지는 그래도 내 몸과 마음만 고생하면 된다. 그런데 유니스 NP가 본 환자들에 대해서는 어떻게 해야 하는가 말이다. 환자 숫자를 계산해보니 정확히 1,680명이었다. 한 명당 의료 수가를 최소 50불로 잡더라도 대략 84,000불이었다. 클리닉으로 들어와야 할 의료 수가는 받지 못했지만 유니스 NP는 환자를 진료했으므로 나는 클리닉의 CEO로서 책임을 지고 예상 의료 수가의 70%를 지급했다(그녀도 30% 정도는 포기해야 했다).

나는 이처럼 엄청난 시간 및 금전 손실을 보았다. 지금은 이렇게 담담하게 글을 써 내려가지만, 그때는 속된 말로 '똥줄 탔다'라는 표현이 적절한 것 같다. 동료들은 그 J 빌러를 고소하라고 하는

데, 그러면 뭐하겠는가? 고소하고 변호사 만나고 법원에 왔다갔다 하면 환자 진료를 못 하는데….

도대체 나는 무엇을 몰랐나?

롱비치에 위치한 정신병원은 메디칼(Medical, 캘리포니아주 보조 의료 보험)에 가입된 환자들만 받는 곳이었는데 그 의료 수가를 주는 곳이 바로 로스앤젤레스 카운티 정신보건국(Department of Mental Health: DMH)이었다. 우리 세 명의 의료진이 여기와 계약이 안 되어 있었기 때문에 의료 수가를 받을 수가 없었던 것이다. 즉, 세 명의 의료진은 캘리포니아 '주정부' 메디칼(Medical)에는 크리덴셜링이 되어 있지만 로스앤젤레스 '카운티' 정신보건국에는 크리덴셜링이 되어 있지 않았다. 따라서 지난 6개월 동안 진료한 환자에 대한 의료 수가는 청구 자체를 할 수가 없었다. 이 사실을 빌러 J도 몰랐으니 의료진인 우리가 어떻게 알 수 있었겠는가? 그녀는 정신과 관련 빌링으로는 우리 클리닉이 처음이었던 것이다. 빌러 J가 발 빠르게 알아보았더라면 우리가 6개월치나 되는 의료 수가를 날리지 않아도 됐을 텐데 말이다. 하지만 누굴 탓하겠는가? 내 책임이다.

지금은 로스앤젤레스 카운티 정신보건국과 투게더멘탈헬스클리닉이 계약되어 있다. 계약 맺는 데 걸린 시간은 10개월이었다. 팬데믹 기간이라 시간이 지연되기도 했고, 관공서와 계약하기에 추가로 요청하는 보충 서류도 많아 시간이 오래 걸렸지만 나와 클리닉의 매니저 진은 해냈다.

유니스 NP는 그때 당시 신규 NP였는데, 받아야 할 금액을 다 받지 못했지만 오히려 경험을 쌓게 해줘서 고맙다고 말했다. 이러한 상황에 대해 그녀도 나도 누구를 탓하지는 않았다. 그리고 우리는 서로의 관계가 돈보다 더 중요하다는 사실을 깨달았다.

클리닉을 운영하면서 뭔가가 한 번에 해결된 때가 없었다. 캘리포니아 남부에 NP로서는 정신과 클리닉을 최초 오픈했으므로 어디 가서 물어볼 데가 없었다는 점이 가장 어려웠다. 클리닉 운영 과정은 문제 해결의 연속이었고, 나의 시간, 노력, 돈, 감정, 인내, 그리고 희망을 먹고 자라는 기간이었다. 이제는 투게더멘탈헬스 클리닉의 면역시스템이 제대로 자리 잡은 것 같다. 어떤 문제가 발생도 대처 가능하다는 자신감이 생겼다.

의사가 진료 기록에 진심인 이유

병원에서는 왜 진료 기록을 할까? 슈퍼바이저 의사가 잠깐 설명해주었는데 이치에도 맞는 것 같아 오래도록 기억에 남는다.

1) 의료 기록
2) 의료진과 서면 소통
3) 의료 수가 청구
4) 의료 고소 예방

이것을 알면 차트를 어떤 방향으로 해야 하는지 답이 나온다. 법적 문제가 없도록 환자를 꼼꼼히 진료하고 기록해야 하고, 보험회사에 의료 수가를 청구해야 하므로 그에 맞는 질병코드와 진료 시간을 적어야 한다. 환자에게 다른 과 진료가 필요한지 알아본 후 필요하다면 오더를 내리고 그것을 진료 기록에 적는다. 간호사는 그 기록을 보고 환자에게 필요한 서비스를 안내하고 제공한다. 그리고 환자 진료 기록은 환자가 요청하면 언제든지 제공해야 한다.

차팅 시스템 4번째에 맞는 것을 찾다
현재로서는 환자의 진료 기록을 종이에 작성한다는 것을 감히 상상할 수조차 없다. 내가 간호사가 된 이후로는 병원에서 EMR(Electronic Medical/Health Record, 전자의료기록)을 썼던 것 같다.
하루에 많은 환자를 보기 때문에 나는 진료 기록을 작성하는 데 시간이 꽤 걸리는 편이다. 차팅 시스템이 매끄럽고 빠르지 않으면 근무 시간이 그만큼 길어진다. 성미가 급한 나는 부팅하거나 다음 차트를 적으려고 클릭 후에 기다리는 시간이 길면 신경질이 자주 났다. 나는 독립계약자(프리랜서)로 일하면서 각 직장에 따라 여러 프로그램을 두루 쓸 수밖에 없었으므로 의료기록시스템에 대해 무척 예민했다.

NP로 활동하면서 차팅 시스템을 4번 바꾸었다. 처음에는 프랙티스 퓨젼(Practice Fusion)을 사용했다. 공짜이긴 했지만 차팅하기 쉬운 시스템은 아니었다. 몇몇 NP들은 쉽다고 했는데 나와는 맞지 않았고, 유료 서비스도 있었는데 그것은 사용하지 않았다.

두 번째는 어드밴스드 엠디(Advanced MD)였는데 주로 양로 병원에서 진료 시 사용했다. 전산팀과 만나서 나만의 차팅 페이지를 만들어 사용했는데 한 스크린 안에서 모든 것이 해결될 수 있도록 했다. 즉, 차팅하기 위해 환자 이름을 클릭하고 노트 종류, 정신과적 평가(Psychiatric evaluation) 또는 후속 진료(Follow-up Note/Progress Note)를 클릭하면 그 안에서 모든 항목을 차팅할 수 있었다. 그러나 이 시스템은 맥북(Mac Book)에서는 차팅할 수 없었고 윈도우 시스템에서만 해야 한다는 단점이 있었다(지금은 윈도우와 애플에서 둘 다 가능하다). 그리고 매월 250불 정도로 다른 시스템에 비해 조금 비쌌다.

세 번째는 카레오(Kareo)였는데 가격이 월 150불로 저렴했다. 그리고 디자인이 좋았는데, 다만 모든 차팅 과정에서 체크 박스를 클릭해야 했다. 즉, 차팅을 다 하려면 시간이 오래 걸렸다. EMR이 거의 웹베이스로 만들어져 있고, 여러 항목을 한 화면에서 차팅하는 것이 아니라 각 항목별로 차트하게 되어 있는데, 클릭만 하는데도 시간이 꽤 걸렸다. 예를 들면, 과거 정신과 치료 경력을 입력하고 나서 약물 경력을 차팅하기 위해 다음 탭을 클릭해 입력하고, 또 다른 차팅을 하려면 또 클릭을 해 넘어가는 식이다. 환자가 10명 이하라면 이러한 방식도 무리 없지만 30명 이상이라면 클릭하는 것도 일이다. 카레오 회사에 전화해 여러 가지를 물어보고 지원을 기대했지만 새 회사라 그런지 나의 기대를 만족시키지는 못했다.

네 번째로 쓰는 차팅 시스템은 현재 사용하는 발란트(Valant)이다. 이 시스템은 환자에게 건강 정보 질문지들을 보내면 환자가 질문에 답을 하고 그 피드백은 내 차트에 반영된다. 예를 들어보자. 내일 진료할 A 환자는 우울증 진료를 받고 있는데, 오늘 '건강 정보 질문지 9(Patient Health Questionnaire 9: PHQ 9)'를 환자 이메일로 보낸다. 환자의 답변은 내일 환자의 차트에 반영되어 있어 수월하게 진료할 수 있고 기록하는 시간도 단축된다. 위에 소개한 3개의 차팅 시스템들은 정신과가 아닌 일반 의료 기록에 중점을 두고 구색을 맞추기 위해 정신과 관련 차트를 만들었다는 느낌을 받았다. 그에 비하면 발란트는 정신과 차팅을 전문적으로 만든 회사여서 그런지 다른 시스템에 비해 편리했다. 그리고 가격도 어드밴스드 엠디와 카레오의 중간이었기 때문에 적정하다고 느꼈다.

지금은 투게더멘탈헬스에서 발란트 차팅 시스템을 쓰는 의료진과 직원이 5명인데 매월 800불까지 낸다. 차팅 시스템 사용 비용은 멤버십처럼 매달 내야 하고, 약을 처방하는 의료진용은 비싸고, 약 처방이 필요 없는 직원 차트는 저렴하다. 매월 800불 비용이 발생하는데 5년 사용이면 48,000불, 10년이면 96,000불인데 차팅 시스템을 자체적으로 만들어야 하나 생각한 적이 많다. 하지만 IT 분야는 생소하고 프로그램 개발 비용도 비싸니 지금은 이대로 이 시스템을 사용 중이다.

직원이 문제인가
내가 문제인가

클리닉 오픈 전에 친구들과 함께 관상을 잘 본다는 사람을 찾아
간 적이 있다. 그녀는 내 얼굴을 보더니 눈이 매의 눈처럼 매서워
지면 사업이 더 잘될 것이라고 했다. 그때는 말뜻을 제대로 알아듣
지 못했는데, 지금 돌아보니 사업하다 보면 눈이 매서워질 수밖에
없지 않겠는가 생각이 든다. 매 순간 의사결정을 해야 하고, 모든
것을 정확하고 멀리, 다각적으로 봐야 하므로 눈은 더욱 날카로워
지는 중이다. 그렇게 만드는 것 중 하나가 직원 문제다.

클리닉을 오픈하면서 행정 직원을 구했다. 처음에는 환자가 많
지 않았으므로 내가 몇 군데 정신병원이나 양로 병원에서 진료한
환자 명단을 작성해 빌링 회사에 보내는 일, 전화 응대, 스케줄 관
리 등을 했다. 그런데 직원이 자주 바뀌었다. 그럴 때마다 적잖이
마음고생을 했다. 이제 그 이유에 대해 분석해보려고 한다.

클리닉에서 근무한 직원들

케이스 1)

첫 번째 직원은 박사 과정 유학생이었다. 박사 공부에 좀 더 집중해야 하고 한국을 다녀와야 해서 계속 일할 수 없었다. 고용 기간은 5개월 정도였다.

케이스 2)

의대를 가기 위해 클리닉 경험이 필요해 클리닉에서 일했다. 이 직원은 근태 관리가 안 되었는데 출근 시간이 10시라면 10시 30분이 되어야 나타났다. 일주일에 2~3번은 늦었다. 그렇지만 업무 성과 및 결과물이 아주 뛰어났고, 시기적으로 클리닉이 오픈한 지 얼마 되지 않아 환자가 많지 않았으므로 한동안은 그의 근태에 신경쓰지 않았다. 시간이 지나 환자가 많아질수록 문제가 생겼다. 고용 기간은 6개월 정도였다.

케이스 3)

2번에서 말한 직원이 그만둘 때 예전부터 알던 친구를 급하게 고용했는데 임신한 상태여서 누군가를 고용할 때까지 도와주기로 했다. 고용 기간은 3개월 정도였다.

케이스 4)

지인 소개로 구한 직원이었다. 학력이 너무 높았고, 사무직 업무와 전화 응대를 잘하지 못했다. 고용 기간은 3개월 정도였다.

케이스 5)

대학교를 갓 졸업한 직원을 구했다. 그녀는 환자들에게 지나치게 친절한 나머지 전화 응대에 거의 모든 시간을 할애했다. 많은 일이 점점 눈에 띌 정도로 더디게 처리됐는데 나중에야 우울증으로 고생하고 있다는 사실을 알게 되었다. 그런 상황에서 더는 일할 수가 없었다. 나는 그녀에게 치료를 권했고 약물과 상담 치료를 받았다. 지금은 다른 직장에 잘 다니고 있다는 소식을 가끔 전해 듣는다. 고용 기간은 5개월 정도였다.

케이스 6)

인터넷 구직 사이트에 직원 채용 공고를 올린 후 일한 직원이었다. 조용한 스타일이었고, 영어와 한국어를 둘 다 잘하며 대학교에서 커뮤니케이션을 전공했다. 그러나 그는 모든 업무에서 느렸고, 업무 지시를 잘 이해하지 못했으며, 전화 응대 또한 제대로 하지 못했다. 그는 불안증을 겪고 있었는데 너무 불안해 어떤 일도 할 수 없었다. 고용 기간은 3개월 정도였다.

나의 직원 채용은 무엇이 문제였을까?

현재 직원은 행정 직원과 환자를 보는 NP가 있는데, 여기서 말하는 직원은 클리닉의 행정 업무와 리셉션니스트 일을 함께 수행하는 사람을 말한다. 직원이 이렇게 자주 바뀌는 이유를 나는 '복' 또는 '인연'이라고 생각했는데, 이것은 진짜 이유를 회피하려는 마음 아니었을까? 직원 채용에 대한 경험을 바탕으로 문제에 대해 곰곰이 생각해보았다.

첫째, 위 케이스들을 보면 직원들은 클리닉에서 일하는 것 외에도 다른 정체성, 즉 친구, 유학생, 학생 등을 지니고 있었다. 그래서 나의 클리닉은 그들의 무대에서 우선순위가 아니었다.

둘째, 나는 직원이 정확히 어떤 일을 하는지 생각하지 않았고 직원의 업무 분장을 제대로 갖춰 놓지 못했을 뿐 아니라 평가 기준도 없었으므로 평가를 할 수 없었다. 이로써 내가 원하는 기대치와 직원이 원하는 기대치는 완전히 다르다는 것을 알게 되었다.

셋째, 친구나 지인을 고용하는 것은 정말 어려운 일임을 알았다. 그야말로 입장이 난처해질 수 있고 심지어 친구를 잃을 각오도 해야 한다는 사실을 알았다.

넷째, 지인을 통해 직원을 뽑았는데 이 또한 결말이 썩 좋지는 않았다. 직원 입장에선 스스로 직장을 구하지 않았으므로 귀하게 여기지 않거나 책임감도 부족하고, 동기 부여도 어려웠다. 그래서 쉽게 그만둔다.

다섯째, 업무에 비해 학력이 너무 높은 것도 생각해볼 문제다.

학력이 높은 사람은 전화응대나 스케줄 관리 등의 업무를 하고 싶지 않거나, 좀 더 건설적인 일을 하고 싶어 자기에게 맞는 직장을 찾을 때까지 계속 구직 활동을 한다.

여섯째, 직원 채용을 신중하게 해야 하는데, 나는 너무 쉽게 생각했던 것 같다. 나는 '금사빠'(금방 사랑에 빠지는 사람) 경향이 있는데 직원 A는 이래서 좋고, B는 저래서 좋고, C는 이렇지도 저렇지도 않아 채용했던 것 같다. 이것은 내 감정에 기반한 판단이었기 때문에 좋은 결말을 얻을 수가 없었다.

디테일을 놓치면 생각보다 일이 커진다

우리는 많은 실수를 하면서 인생을 살아간다. 나는 이것을 '인생수업'이라고 부른다. 이 인생수업은 나의 시간, 노력은 물론 직접적인 금전 손해를 입힌다. 또한, 엄청난 감정 에너지를 요구하기도 한다. 그러나 긍정적인 면은 나를 어떤 식으로든 변화하게 한다는 점이다. 클리닉을 운영하면서 배운 인생수업을 공유한다.

한국과 이름 쓰는 방식이 달라서 생긴 일이었다. 나의 미국 이름은 '세라 조 고'(Sarah Cho Ko)이다. 세라(Sarah)는 이름(First Name)이며, 조(Cho)는 중간 이름(Middle Name)으로 나의 원래 성(결혼하기 전 가족의 성)이고, 고(Ko)는 지금 현재 성으로 남편과 결혼 후 바꾼 성이다. 간단히 중간 이름(Middle Name)을 생략하고 '세라 고'(Sarah Ko)라고 많이 쓴다. 그리고 한국식으로 성을 먼저 쓴다면 '고, 세라 조'(Ko, Sarah Cho)라고 쓰고, 반드시 성 뒤에 콤마를 써야 한다.

투게더멘탈헬스클리닉을 오픈하고 4개월 정도 됐을 무렵이었다. 그때는 환자가 많지 않아 파트타임 직원을 고용했다. 편의상 그녀를 김순영이라고 하자. 그녀는 대학원에서 박사 공부를 하는 한국에서 온 학생이었다. 그녀의 가장 중요한 일은 환자 개인 정보를 컴퓨터 차팅 시스템에 입력하는 일이었다. 환자의 개인 정보가 컴퓨터 차팅 시스템에 입력되면, 즉 계정을 만들면 나는 환자를 진료하고 난 후 차팅을 할 수 있었다.

이름이 '세라 고'(Sarah Ko)라면 누구나 이름과 성을 확실히 구분할 수 있다. 그렇지만 나의 환자들은 한국 환자들이 많았고 그들의 한국 이름은 홍길동, 김미자, 이선비, 김명자, 박선희 등이었고, 영어 이름은 Gildong Hong, Mija Kim, Sunbi Lee, MyungJa Kim, Sunhee Park으로 쓰거나 Hong, Gildong; Kim, Mija; Lee, Sunbi; Kim, MyungJa; Park, Sunhee로 써야 정석이다. 그러나 그녀는 환자 이름을 Honggil Dong, Kimmi Ja, Leesun Bi, Kimmyung Ja, Parksun Hee 등으로 입력하고 있었고 이렇게 해서 동홍길, 자김미, 비이선, 자김명, 희박선이라는 전혀 다른 이름이 되었다. 나 또한 그런 이름을 넣어 생성된 차팅 시스템에 차팅을 하고 있었다.

클리닉에서 환자를 본 후에는 각 보험회사에 의료 비용(의료 수가)을 청구했는데, 청구된 비용이 전부 거절된 것이 아닌가! 이유는 환자 이름과 생년월일이 다르다는 것이었다. 당연히 홍길동(Gildong Hong)과 동홍길(Honggil Dong)은 다른 사람이다. 이것을 알고 얼마나 기가 차던지. 직원은 자신의 실수를 알고 사색이 되었고 어쩔 줄 몰라 했다. 나 역시 왜 그걸 잡아내지 못했는지 스스로에게 화가 많이 났다. 그런데 황당하고 화가 나는 것은 아무 일도 아니었다. 더 큰 일이 기다리고 있었기 때문이다.

일차적으로 나는 의료 비용을 받지 못했다. 일반적으로 의료 비용은 환자 진료 후 90일 안에 가입한 보험회사에 환자가 청구해야 하는데 90일이 지나면 보험회사에서 의료 비용을 지급하지 않기 때문이다. 결국, 환자 41명은 의료 비용 청구 90일이 지나 의료 비용을 지급받지 못했다.

컴퓨터 차팅 시스템에 환자 이름을 한 번 저장하면 이름과 생년월일을 바꿀 수 없다. 그래서 기존에 저장된 환자들을 시스템에서 캔슬하고 다시 환자 계정을 만들어야 했다. 그래서 날짜별로 본 환자들 이름을 다 확인하고, 백 명이 넘는 환자들의 차트 내용을 일일이 복사한 후 새로운 환자 차트에 기록을 복사해야 했다. 이것으로 3~4일을 소비했다. 이런 일을 하고 있자니, 정말로 나 자신이 한심스러워서 심적으로 괴로웠다.

우리는 가끔씩 '어떻게 이런 실수를 했을까'라고 되묻게 되는 어처구니없는 실수를 한다. 환자 이름을 제대로 체크하지 않은 것은 정말 큰 잘못이었다. 그리고 환자 이름을 제대로 체크하지 않았더라도 환자 진료 후 의료비 청구를 바로바로 했더라면 차트를 다시 작성하는 수고는 했더라도 보험회사로부터 의료비 지급은 받았을 것이다.

이 인생수업을 통해 나는 클리닉 직원의 기본 능력도 정확히 파악해야 한다는 것은 물론 환자의 성과 이름을 좀 더 꼼꼼히 체크해야 한다는 것을 뼈저리게 깨달았다. 다시 한번 생각해보고 다짐한다.

'세라야, 기본에 충실하자.'

직원 채용에 대한 생각

위와 같은 분석으로 직원 채용에 대한 생각이 나름대로 정리가되었다.

1) 내가 직원에게 원하는 일: 직원이 해야 할 업무 정리하기

2) 어떻게 직원 업무를 평가할지 정리하기

3) 직원 월급 및 성과급에 대해 정하기

4) 직원이 클리닉에 적합한지 심사하기

5) 세 번 심사숙고해야 하는 일

　　a. 친구, 지인, 지인의 지인을 채용하는 일

　　b. 회사 업무에 맞지 않은 고학력이나 다양한 이력이 있는 사람을 채용하는 일

　　c. 나이가 고용주보다 많은 사람을 채용하는 일: 테크놀로지에 익숙하지 않은 직원

　　d. 회사 일보다 자기 삶에서 더 중요한 일을 성취하려는 사람을 채용하는 일(예: 박사 과정 학생)

나는 사람을 좋아한다. 함께 일할 때 즐겁고, 새 사람을 만나 새로운 것을 배우는 일에 정말 흥미와 재미를 느낀다. 새 직원을 만나면서 기대되고, 기대가 너무 커서 실망하기도 하고, 그렇지만 또다시 희망을 품고 새 직원을 만났다. 많은 직원이 오가면서 생각은 바뀌었다. 나는 클리닉 직원들이 그들 인생에서 최고의 길을 찾아간다고 생각했으므로 그들이 클리닉을 그만두고 새 일을 찾아가는 것에 항상 흥분했고 축복했다.

한편으로는 직원이 자주 바뀌는 것을 원하지는 않았지만, 그렇다고 내가 할 수 있는 게 별로 없었다. 그래서 일단 마음을 편하게 먹기로 했다. 직원이 자주 바뀌는 상황을 생각해보고 그러한 패턴을 만들지 않기 위해 노력했다.

나는 오늘도
성장하고 있다

대부분의 NP는 1차 진료 병원, 의원에서 근무를 시작한다. 그러나 나는 특이하게 1차 진료를 하지 않고 2차, 3차 진료 서비스를 제공하는 정신과 의사에게 잡 오퍼를 받았다. 나에게 잡 오퍼를 한 정신과 의사는 미국 캘리포니아 로스앤젤레스 카운티에 소재한 여러 정신병원, 일반 종합병원, 양로 병원, 양로 보건센터에 가서 직접 진료를 제공하고 있었다. 혼자서는 상당수의 환자를 다 진료할 수 없었으므로 그에게는 꼭 NP가 필요했다. 그 덕분에 나는 한 곳에서 일하지 않고 여러 병원을 방문하게 되었다. 여러 병원의 진료 시스템을 배우고, 여러 종류의 환자 및 여러 직군의 사람들(병원 관리자, 의사, 간호사, 사회복지사, 상담사, 퇴원 수속 전문가 등등)을 만날 수 있었는데, 이는 내가 미국 의료 시스템의 전반적인 흐름을 종합적으로 볼 수 있도록 눈을 열어주었다.

숫자의 마법: 양적 진료의 중요성

2, 3차 진료 기관에서 환자를 진료했으므로 주말과 공휴일에 쉬겠다는 생각은 접어야 했다. 의사들을 대신해 일하기도 했으므로 그들이 쉬는 날에 내가 일했고 그래서 더더욱 주말과 공휴일은 쉴 수 없었다. 특히 나를 고용한 정신과 의사는 휴가를 가지 않고, 주말과 공휴일에도 일했으므로 NP가 된 지 얼마 안 된 상황에서, 지극히 한국적인 사고방식(보스가 일하는데 내가 어떻게 쉬는가)을 가졌던 나 역시 계속 일을 했는데, 동료는 그런 나를 "Monday to Monday"라고 부르며 놀리기도 했다.

나는 동료 의사들과 환자에 대해 토론할 때 어깨를 나란히 하고 동등하게 일하고 싶은 마음이 있었으므로 의사들이 레지던트 시간을 보내는 것처럼 스스로 'NP 레지던트'라고 생각하면서 환자들을 보았다. 이렇게 일하다 보니 어떤 공휴일은 정신과 의사 3~4명을 커버하기도 했는데, 이런 날은 환자를 60~80명 정도 진료했다. 정신과 의사 한 명에게 20명의 환자가 있다고 했을 때 그 정도였다. 환자 진료가 일이긴 했지만, 진료 기록을 쓰는 일이 더 큰일이었다. 주로 딕테이션(병원 내 진료 기록 센터에 전화해 녹음하면 기록자들이 그것을 듣고 진료 기록을 적는다)을 했는데 6시간 정도 전화기를 붙잡고 진료 기록을 한 적도 있다.

NP가 되고 난 후 하루 평균 환자를 40명 정도를 보았다면 한 달에 1,200명, 1년이면 14,500명의 정신과 환자를 진료했고, 이런 패턴은 한 4년 정도 지속되었다. 다양하고 많은 수의 환자들을 진료하는 풍부한 임상 경험을 했고, 특히 이러한 경험은 정신과적 응급 위기 상황의 환자들을 전문 진료하는 정신과 NP로 성장하도록 계기를 마련해주었다. 지금 생각해보면, 임상 경험을 풍부하게 쌓는 것이 NP에게 얼마나 중요한 일인지 깨닫는다.

상담을 더 깊이 파고드는 이유

정신병원에서 보는 환자들은 말 그대로 정신 영역에서 심각한 상태이기 때문에 약물 치료를 받아야 한다. 이처럼 만성적 정신 질환을 가진 사람은 정신과 약을 먹을 때는 조금 괜찮아지다가 약을 먹지 않으면 병원에 입원할 정도로 심각해진다. 많은 환자가 이러한 패턴으로 자주 입원했다.

이와 달리 투게더멘탈헬스클리닉의 환자들은 주로 우울증, 불안증, 불면증과 같은 정신질환을 겪고 있지만 일상생활이 가능한 수준이다. 나는 약물 치료와 약간의 상담을 제공했다. 미국에서 가르치는 대부분의 정신과 NP 프로그램은 주로 의학적 지식에 근거한 약물 치료를 위주로 돌아가므로 정신과 NP가 상담을 하는 것은 사실 쉬운 게 아니다. 나는 NP 되기 전에 정신과 병동 간호사였기 때문에 기본 상담을 할 수 있었고, 상담의 중요성 또한 알고 있었다. 그러나 학교에서는 가르쳐 주지 않았으므로 환자를 진료하면서 전문적인 상담을 제공하기 위해 틈틈이 공부하러 다녀야 했다. 나는 인지행동치료(Cognitive Behavior Therapy, CBT) 기법을 배우기 위해 필라델피아에 소재한 벡 인스티튜트(Beck Institute)를 두 번

다녀왔다. 벡 인스티튜트는 인지행동치료를 개발한 아론 벡(Aaron T. Beck)과 그의 딸, 심리학자 주디스 벡(Judith S. Beck)이 만든 인지행동 치료를 가르쳐주는 기관이다. 1960년대 아론 벡이 창시한 인지행동치료는 기존에 형성된 부정적인 생각과 태도를 바꾸고, 행동 패턴을 바꿈으로써 문제를 해결할 수 있고, 정신건강을 향상할 수 있도록 도와주는 구조적이고 단기적인 상담 기법이다. 많은 연구가 그 효과를 입증했고, 특히 미국에서 우울증 치료를 할 때 약물과 함께 인지행동치료를 하는 것은 일종의 표준 진료법이다.

환자들의 정신과적 문제는 무척 다양하므로 인지행동 치료법만으로 환자를 진료하기에는 조금 부족하다는 생각이 들던 차에 현실치료(Reality Therapy)를 배울 기회가 생겼다. 현실치료 상담은 1960년대 윌리엄 글래서(William Glasser)가 창안한 상담 기법이다. 현실치료 상담은 사람들은 각자 행동을 선택하고 그 선택에 대한 책임을 져야 한다고 여기며, 그들이 겪는 고통과 문제들은 정신질환에서 오는 게 아니고 그들의 욕구를 충족하기 위해 하는 행동에 기인했다는 선택이론을 기반으로 한다. 그리고 과거보다는 현재에 초점을 두는 현실치료를 공부하면서는, 비록 환자들을 돕겠다고 생각하며 배우긴 했지만, 그보다 먼저 내 삶을 돌아보게 될 정도로 유익했다. 현재도 계속 공부 중이다.

자살 예방 전문가로서의 삶

세계보건기구(WHO)는 생명의 소중함과 국가적, 사회적으로 중가하는 자살 문제의 심각성을 널리 알리고, 이에 대한 대책 마련을 위해 2003년 9월 10일을 '세계자살 예방의 날'로 지정했다. 한국의 자살률이 2003년부터 2016년까지 OECD에서 1위를 했다는 안타까운 소식을 접한다. 여기 미국에서도 한인 자살률이 다른 아시안 인종에 비해 높다. 자살률은 통계에 나온 수치보다 항상 높게 봐야 하는데 이는 보고되지 않은 자살이 있고, 자살 시도를 했으나 실패한 경우도 많기 때문이다.

자살은 본인뿐만 아니라 가족과 친구들 그리고 모든 사회 구성원에게 영향을 미치는 사회 문제이다. 정신과에서 일했던 간호사로서, 그리고 정신과 진료를 하는 NP로서 많은 자살을 접했고, 자살 문제에 대해 사회적 책임감을 통감했다. 모든 사회구성원에게 자살 예방 교육이 절실히 필요하다는 생각을 하게 되었다. 나는 두 군데에서 자살 예방 교육을 받았는데, 하나는 일반인 대상의 실용적 자살중재기술훈련(Applied Suicide Intervention Skills Training: ASIST) 과정으로 한국의 자살 예방 교육에 영향을 준 프로그램이다. 두 번째는 간호사를 전문적으로 교육하는 프로그램으로 미국정신과간호사협회(APNA)에서 주관한다.

코로나 팬데믹으로 교육은 할 수 없었지만 2022년 11월 9~10일에 로스앤젤레스 카운티 정신건강국과 함께 한인 대상으로 자살중재기술훈련을 잘 마쳤고, 2023년 3월 중에 또 실시할 예정이다. 이 일정 후에 나는 한국어와 영어로 일반인과 간호사 대상으로 계속 자살 예방 교육을 해나갈 생각이다.

노인 건강 및 죽음 준비 교육

양로 병원에서도 정신과 진료를 하는 나는 노인들이 겪는 건강 문제와 거기서 야기되는 가족 간 갈등에 일찍 눈을 떴다. 특히 노인 우울증, 치매 및 죽음 준비에 관심이 많다. 내가 할 수 있는 일은 어떤 문제나 질환에 대한 예방법, 조기 치료 및 가족들의 대응법을 교육하는 일이라고 생각했다. 그래서 나는 죽음 준비 전문가 교육과 알츠하이머병 및 일반 치매 간병인 전문가 교육을 받았다.

죽음 준비 교육에는 사전연명의료의향서(Advanced Directive) 작성도 포함되는데, 많은 한인들이 이것을 잘 모른다. 양로 병원에서 정신과 진료를 계속하는 나는 의료기술로 인위적으로 연명하는 삶의 실상이 어떠한지 누구보다 잘 알고 있다. 내 경험에 비추어 보면 한국문화는 죽음에 대해 말하는 것을 꺼리는 경향이 있고, 어르신들은 자식들이 알아서 해주리라고 기대한다. 사람은 누구나 죽는다는 진리를 알고는 있지만, 어떻게 죽음을 맞을 것인가에 대해 깊이 생각하지 않으므로 준비하지 못하는 경우를 많이 보았다. 가족들 간에 이 문제로 대화를 나누는 것이 무엇보다 중요하다.

나의 사과나무는 자라는 중: 천천히, 꾸준히, 단단하게

나의 초기 NP 생활은 정신병원에서 환자를 쉴 틈 없이 보는 날의 연속으로 기억된다. 환자들은 병원에서 일정 시간을 치료받고 퇴원하면 그만이지만, 나는 매일 정신병원에 일하러 갔기 때문에 사실 환자보다 정신병원에 있는 시간이 많았고, '나도 환자가 아닐까'라고 생각할 때도 있었다.

투게더멘탈헬스클리닉을 오픈하고 나서는 정신과 병원 진료뿐 아니라 클리닉 환자도 보았다. 이렇게 많은 환자를 보며 고민에 빠졌다. 증상이 호전된 듯했던 환자들이 원점으로 돌아간 정신 상태로 다시 진료를 받으러 오는 사례가 많았고, 매달 진료를 보는데도 상태가 나아지지 않는 경우를 자주 보았다.

도대체 뭐가 문제일까 고민하다, 약물 치료만으로는 환자들을 제대로 치료할 수 없다는 결론을 내렸다. 모두 인지하는 사실이긴 하지만 정신과 NP 과정에서 약물 치료를 위주로 배웠고 상담 기술을 전문적으로 하지 않은 것을 감안한다면 나에게는 큰 방향 수정을 요구하는 중대한 문제였다. 그때부터 상담 과정을 공부하기 시작했는데, 이것은 현재 직업적으로 요구되는 조건은 아니었지만 나는 전인적 환자 진료를 하고 싶었으므로 시간, 노력, 비용을 들여 따로 배워나갔다.

두 번째로, 일반인 대상으로 정신건강 교육을 하는 것은 사회에 조금이라도 보탬이 되길 바라는 마음에서 시작되었다. 내가 사는 사회가 조금이라도 행복하고 건강하고 안전하길 바라기 때문이다.

투게더멘탈헬스클리닉은 사과나무를 기르는 철학으로 환자를 진료하고 치료하고 있다. 기존 환자들에게는 약물과 상담을 함께 제공한다. 일반인에게는 정신건강 및 자살 예방 교육을 제공함으로써 그들의 안전과 건강을 증진하고, 정신질환과 심리적 문제가 있는 사람들의 가족 및 친구들에게는 응급 상황에는 어디로 연락하고, 어떻게 진료받고, 어디서 도움을 받을 수 있는지에 대한 정보를 제공한다. 이러한 철학으로 일하기 위해 나는 계속 공부해야 했고, 여전히 진행 중이다.

* * *

마인드 힐링
치유센터를 꿈꾼다

　　한국에서는 '마음챙김'이라는 말이 흔하게 쓰이고, 하나의 명상법이라는 것을 알지만, 내가 사는 미국 로스앤젤레스 및 타 주의 한인들에게는 여전히 생소한 말이다. 한인 이민자 대부분이 교회를 다니므로 이 단어를 접하기 쉽지 않다. 이와 달리 미국 주류 사회의 마음챙김에 대한 관심과 애정은 가히 폭발적이다.

마인드풀니스
　　마음챙김 명상법은 영어로 '마인드풀니스'(Mindfulness)라고 한다. 19세기 영국인들이 식민지 스리랑카를 방문해 위빠사나 호흡법을 배워 서양에 전해지면서 유명해졌다. 이들은 이 명상법이 심리에 좋은 영향을 미친다는 것을 알고, 불교적인 배경을 빼고 이 방식을 도입한다. 이 명상은 '지금과 여기'에 초점을 두고, 언제 어디서든 마음만 먹으면 쉽게 할 수 있는데, 예를 들면 앉아서, 서서, 누워서, 걸으면서 그리고 식사하면서도 할 수 있다. 많은 연구 논문은 이 명상법이 불안증, 우울증, 불면증, 정신질환을 줄여주고, 집중력, 창의력, 협동심, 문제 해결 능력은 향상되어 행복감을 높인다고 발표했다. 또한, 구글, 애플, 시스코에서 사내 명상 프로그램을 도입했는데, 이 세계적인 회사들의 CEO들은 마음챙김 명상을 한다고 발표했다.

신나는 꼬마 명상캠프

지금 이 시대를 살아가는 어린이들은 우리가 어렸을 때 놀았던 방식으로 놀지 않는다. 나는 놀이터에서, 동네 아이들과 뒷동산에 가서 시냇물에서 가재나 올챙이를 잡고 놀았지만, 지금 어린이들은 인터넷과 게임이 그들의 자연이고 놀이터다. 또한, 학원을 몇 군데나 다니고 과외를 받느라고 매일 스케줄이 빡빡하다. 미국에서 아이들을 교육시키면 한국보다는 낫겠지 생각했지만, 한국인들의 불타는 교육열은 어쩔 수 없다. 설사 이렇게 하는 것이 아이에게 좋지 않더라도 아이가 남에게 뒤처질까 하는 걱정이 더 앞선다. 부모들이 자신의 교육 철학을 실천하려면 상당한 결단과 용기가 필요하다.

나는 어린이 및 청소년 전용 정신병원에서도 진료했는데, 정말 많은 아이가 여러 이유로 고통을 받고 있었다. 특히 아시안 부모님을 둔 청소년들의 자살 이유는 대부분 공부 스트레스 및 중압감과 학업 성적이 부모님 기대에 못 미치거나, 부모가 강압적으로 공부를 강요한 경우의 심리적 부담감이 대부분이었다.

이런 종합적인 상황으로 나는 "신나는 꼬마 명상캠프"라는 이름
으로 어린이 명상캠프를 만들었다. 취지는 어린이들이 친구들과
마음껏 놀고, 휴식을 취하는 방법을 알고, 스트레스에 잘 대처할
수 있도록 하는 것이었다. 아울러 미국에 사는 어린이들에게 한국
전통문화를 접할 기회를 제공하고자 함도 있었다. 어린이들이 조
금 행복하게 살 수 있기를 바라는 취지에서 시작되었다. 하루 체험
코스인 어린이 명상캠프는 지금까지 4번 했고, 최근에는 30명 정
도 참가했다. 이 캠프를 다녀간 어린이와 부모들 요청으로 앞으로
는 더 자주 캠프를 열 계획이다.

마인드풀니스 선생님이 되다

나는 명상 대가도 아니고, 전문 참선 수행자도 아니다. 어린이
명상캠프를 하면서 '명상도 안 하면서 명상 프로그램을 하면 장사
꾼 아니냐'라는 질문을 받았다. 당연하게 나올 수 있는 질문인데 어
찌나 임팩트가 컸던지 아직도 그 장면이 생생하게 기억난다.

물론 나는 사재를 털어 이 명상캠프를 열었기에 당연히 장사꾼
은 아니다. 그 말에 자극받아 나는 명상을 잘 가르치는 선생님을
찾아 모셔왔고, 아이들에게 한국 전통문화, 불교문화(이것을 빼고 한
국 문화를 말할 수 없다)를 통해 한국인의 뿌리를 배우는 시간도 마련
했다. 어린이들이 미국 사회에서 당당한 한국인으로 살아가길 바
라는 마음에서다.

여하튼 어린이 명상캠프를 계기로 해서 나도 마인드풀니스

를 본격적으로 공부하기로 마음 먹었다. 미국의 브라운 대학교에서 "마음챙김에 근거한 스트레스 완화"(Mindfulness-Based Stress Reduction: MBSR) 과정을 시작했다. 공인 MBSR 교사(Certified to teach MBSR)가 되려면 쉬지 않고 꾸준히 했을 경우 3년이 소요된다. 코로나 기간 동안 수업을 듣고 명상수행을 했는데, 나한테는 정말 보석 같은 시간이었다. 내 책을 처음부터 읽었다면 알겠지만 투게더멘탈헬스클리닉을 운영하면서 많은 어려움이 있었다. 그 어려움으로 내 마음은 수없이 널뛰고, 멘탈도 들락날락했지만 MBSR 명상 수업을 듣고 명상수행을 하면서 많이 진정되었다. 힘든 상황은 그대로였지만 내 마음과 태도가 바뀌어 가고 있었다. 지금은 MBSR 교사 레벨 1(MBSR Teacher Training Level 1)을 마친 상태인데, 이 과정을 마친 사람 중 한국인은 현재까지 8명이다.

마인드풀니스 명상법은 마음만 먹으면 누구나 쉽게 언제 어디서든 할 수 있다. 그렇지만 바쁜 일상에서 마음과 시간을 내기가 쉬운 일은 아니다. 학교 및 단체에서 마인드풀니스에 관한 강의를 하면 예상대로 호응이 상당히 좋다. 그 이유는 교육받는 자들이 마인드풀니스를 배우려는 마음이 크기 때문이다. 강의 시간과 강의가 끝난 다음에 어떤 일이 벌어질지 조용히 지켜보는 것이 나에게는 상당히 큰 기쁨이다.

레벨 1을 마친 후, 2022년 4월 텍사스에서 재외한인 간호사회 이사들을 위한 2박 3일 힐링캠프를 열었다. 나는 기대와 설렘으로 힐링캠프를 해보겠다고 했고, 최선을 다했다.

선택 이론을 접목한 명상 프로그램은 잘 어울렸다. 전반적인 명상 프로그램(걷기 명상, 건포도 명상, 바디 스캔 등)은 호응이 좋았다. 영어와 한국어로 직접 명상 진행을 해보았고, 둘 다 만족스러웠다.

3년 후 마인드 힐링 치유센터 오픈을 꿈꾸다

레벨 1 수업을 듣고 명상수행을 하면서 느낀 것이 무척 많다. 사실은 환자들의 정신건강을 위해, 어린이 명상캠프를 제대로 하고 싶은 마음에서 이 수업 듣기를 시작했다. 시작하고 얼마 되지 않았을 때, 나의 현실이 고스란히 인식되었다. 매일 넘쳐나는 환자들을 보고 있었고, 투게더멘탈헬스클리닉이 고전을 면치 못하고 있을 때 나는 정말 힘들고 지쳐 있었다. 내 인생이라는 고속도로에서 150킬로미터 속도로 달리는 것 같았다.

그러나 수업을 듣고 명상수행을 하는 동안 환자를 돕기 전에 나 자신부터 도와야 한다는 사실을 알았다. 자신을 가차 없이 몰아치지 않고, 고속도로를 달리다가도 잠깐 쉴 수도 있으며, 60킬로미터로 가도 되고, 국도를 타고 우회해도 된다는 사실을 깨달았다. 판단하지 않고, 내려놓으며, 수용하고, 감사하되, 애쓰지 않는 태도를 보이면서 조금씩 바뀌는 자신을 만나게 되었다.

지금은 레벨 2(MBSR Teacher Training Level 2) 과정 중이다. 마지막 단계(Certified to teach MBSR)를 마치면 로스앤젤레스에서 마인드 힐링 치유센터를 오픈하고 싶다. 딱 3년 후다. 어떤 일이 일어날지 궁금하고 설렌다.

누군가에게 안전지대가 되는 인생

귀한 간호사 친구들, 즉 귀인들을 빼고 나의 간호사 인생을 논할 수는 없다. 내가 지금 간호사로, 정신과 NP로 일할 수 있는 이유는 그녀들이 있었기 때문이다.

변금희(정신과 NP)는 미국에서 어학연수를 하면서 만난 동갑내기 친구다. 어학연수를 할 때만 해도 나는 간호사라는 직업에 대해 생각해본 적이 없었는데 그녀의 영향으로 이 직업에 눈을 떴다. 그녀는 산타모니카 대학에서 간호과 선수 과목을 먼저 듣고 있었다. 나는 결혼 후 살리나스에 소재한 하트넬 대학교에 다니고 있었는데, 그녀에게 같은 대학교에서 공부할 것을 제안했고, 그녀는 이사까지 와서 같이 학교를 다니게 되었다. 나는 출산 후 육아와 살림을 하며 공부를 병행했는데, 그때 그녀가 얼마나 물심양면으로 도와주었는지 이루 말할 수 없다.

소니아 아히나시(Sonnia Ahinasi, 정신과 NP). 나는 소니아를 아주사 대학교(Azusa Pacific University:APU) RN to BSN 프로그램에서 만났다. 친해지면서 그녀가 큰 정신과 병동의 널스 매니저라는 걸 알게 되었다. 나는 소니아의 제안에 따라 그녀가 근무하는 정신과 병원으로 취직했고 또한 그녀의 조언에 따라 (정신과 NP가 무엇인지도 잘 모를 때) 정신과 NP 가 되기 위해 RN to BSN 프로그램 졸업과 동시에 석사 과정과 정신과 NP 과정이 통합된 프로그램을 지원했다. 소니아와 나는 같은 학교에서 석사 과정과 정신과 NP 수업을 항상 같이 들었고, 졸업도 나란히 했다.

에이미 바늄(Amye Varnum, 정신과 간호사). 내가 H 병원 정신 병동에 경력 간호사로 취직 했을 때 에이미를 만났다. 평생을 간호사로 일해 오던 에이미는 60살이 넘는 나이에도 석사 과정을 공부할 정도로 왕성한 에너지를 발휘했다. 에이미는 정신과 환자들의 폭력을 예방하는 리서치와 간호사들의 업무 환경 개선점들을 병원 리더들에게 전달하는 일 등을 했다. 나는 이런 에이미의 모습을 보면서 모든 일에 주인 정신을 가지고 적극적으로 남을 도우며 살아야겠다는 다짐을 했다.

짧게나마 소개한 위의 친구들은 내가 어떤 아이디어를 공유해도 나의 가능성을 믿어주었고, 자기 경험과 지식을 나누어 주었다. 이 지면을 통해 나의 친구들, 변금희, 소니아 아히나시, 에이미 베늄에게 진심으로 감사하다는 마음을 전한다. 친구들은 내 인생에서 든든한 안전지대(Safety Zone)이다. 나 또한 도움이 필요한 누군가에게 기꺼이 안전지대가 되는 삶을 살고 싶다.

등록 간호사(RN)와 임상 전문간호사(NP)의 업무 범위와 실무

**EXPLANATION OF RN SCOPE OF PRACTICE
AND NURSE PRACTITIONER PRACTICE**

The Board of Registered Nursing has multiple requests from individuals, health facilities, physicians, insurance companies, managed care entities, and regulatory agencies for information about RN scope of practice, nurse practitioner practice, certification, and standardized procedures. The BRN provides the following information to assist in applying the statutes and regulations to the practice setting. Where appropriate, the statutes and regulations will be included to provide a reference.

간호국(BRN)은 개인, 의료 시설, 의사, 보험 회사, 관리 의료 기관(managed care entities) 및 규율 기관으로부터 RN의 업무 범위, NP의 실무, 인증 (Certification) 및 표준화된 절차에 대한 정보를 요청받았다. 간호국은, 법률 및 규정을 진료 환경에 적용 시 도움이 되는 다음 정보를 제공한다. 참조할 수 있도록 해당 사항에 적절한 법령 및 규정을 함께 제시한다.

Scope of Registered Nursing Practice.

RN의 실무 범위

The activities comprising the practice of nursing are outlined in the Nursing Practice Act (NPA), Business and Professions Code Section 2725. The legislature expressly declared its intent to provide clear legal authority for functions and procedures, which have common acceptance and usage. The NPA authorizes:

간호 실무를 구성하는 활동에 관하여는 간호 실무법(Nursing Practice Act, NPA), 비즈니스 및 전문직 법률 코드 섹션 2725에 요약되어 있다. 입법부는 공통적으로 받아들이고 사용되는 기능 및 절차에 대한 명확한 법적 권한을 제공하려는 의도를 분명히 했다. NPA는 다음을 승인한다.

Direct and indirect patient care services that ensure the safety, comfort, personal hygiene, and protection of patient; and the performance of disease prevention and restorative measures.

Direct and indirect patient care services, including, but not limited to, the administration of medications and therapeutic agents, necessary to implement a treatment, disease prevention, or rehabilitation regimen ordered by and within the scope of licensure of a physician, dentist, podiatrist and clinical psychologist.

The performance of skin tests, immunization techniques, and the withdrawal of blood from veins and arteries.

Observation of signs and symptoms of illness, reactions to treatment, general behavior, or general physical condition, and

---

4) 원문은 다음에서 확인할 수 있다. www.rn.ca.gov/pdfs/regulations/npr-b-19.pdf

determining of whether the signs, symptoms, reaction, behaviors, or general appearance exhibit abnormal characteristic; and implementation, based on observed abnormalities, of appropriate reporting, or referral, or standardized procedure, or changes in treatment regimen in accordance with standardized procedures, or the initiation of emergency procedures. Standardized procedures are the legal mechanism for RNs and NPs to perform functions which otherwise would be considered the practice of medicine.

안전, 편안함, 개인 위생 및 보호를 보장하는 직간접 환자 치료 서비스 그리고 질병 예방 및 회복 조치의 수행.

의사, 치과의사, 발 전문의 및 족부 전문의, 임상심리학자의 면허 범위 내에서 그들이 지시한 치료, 질병 예방 또는 재활 요법을 실행하는 데 필요한 약물 및 치료제의 투여를 포함하되 이에 국한되지 않는 직간접 환자 치료 서비스.

피부 검사, 예방 접종 기술, 정맥 및 동맥 채혈 수행

질병의 징후 및 증상, 치료에 대한 반응, 전반적 행동 또는 전반적인 신체 상태를 관찰하고 징후, 증상, 반응, 행동 또는 전반적 외모가 비정상적인 특성을 보이는지 여부를 결정. 관찰된 이상 징후에 근거하여 적절한 보고, 의뢰 또는 표준화된 절차, 또는 표준화된 절차에 따른 치료요법의 변경, 또는 응급 절차의 개시. 표준화된 절차는 RN과 NP가 의료 행위로 간주되는 기능을 수행하기 위한 법적 메커니즘이다.

Standardized procedures guidelines are to be adhered to by RNs and NPs when performing medical functions. The guidelines are described in the California Code of Regulation, Section 1474. The standardized procedures must be developed collaboratively by nursing, medicine, and administration in the organized health care system where they will be utilized. The Medical Practice Act includes diagnosis of mental or physical conditions, the use of drugs in or upon human beings and severing or penetrating tissue of human beings. As a general guide the performance of any of these functions by a RN or NP requires a standardized procedure

RN과 NP는 의료적 기능 수행 시 표준화된 절차 지침을 준수해야 한다. 이 지침은 캘리포니아 규정집 섹션 1474에 설명되어 있다. 표준화 절차는 이 절차를 활용하고자 하는 조직화된 의료 시스템 내 간호, 의학 및 행정부서가 협력하여 개발해야 한다. 의료행위법에는 정신 및 신체적 상태의 진단, 인체를 대상으로 한 약물 사용, 인체 조직을 절단과 관통하는 행위들이 포함되어 있다. 일반적으로 RN 또는 NP가 이러한 기능을 수행하려면 표준화된 절차가 필요하다.

Nurse Practitioner Practice
NP의 실무

Nurse practitioners are registered nurses who are prepared by advanced education to provide primary care including medical procedures that may be required for a specialty area. Clinical competency is required when treating medical conditions utilizing approved standardized procedures. Nurse practitioner practice is outlined in the NPA, Section 2834 including Furnishing Drugs and Devices, and CCR Section 1480. CCR 1480 provides definitions of NP, primary care, clinical competence and holding out as an NP. (see the section on laws and regulations).

NP는 전문 분야에 요구되는 의료 절차를 포함하는 일차 진료 제공을 위해, 상급 교육을 거쳐 양성된 등록 간호사(RN)이다. 승인된 표준화 절차를 활용하여 의료적 상태를 치료할 때 임상적 역량이 요구된다. NP의 실무는 NPA, 처방 약물 및 디바이스를 포함하는 섹션 2834 및 CCR 섹션 1480에 요약되어 있다. CCR 1480은 NP, 일차 진료, 임상 역량 및 NP 직함 유지에 대해 정의하고 있다(법률 및 규정 섹션 참조).

Related Definitions
관련 용어 정의

: **"Nurse practitioner"** means a registered nurse who possesses additional preparation and skills in physical diagnosis, psycho-social assessment, and management of health-illness needs in primary health care, and who has been prepared in a program conforming to board standards as specified in section 1484.

: **"Primary health care"** is that which occurs when a consumer makes contact with a healthcare provider who assumes responsibility and accountability for the continuity of health care regardless of the presence or absence of disease.

: **"Clinically competent"** means that one possesses and exercises the degree of learning, skill, care and experience ordinarily possessed and exercised by a member of the appropriate discipline in clinical practice.

: **"holding oneself out"** means to use the title of nurse-practitioner. The RN who has met the requirements for certification (holding out), may be known as a nurse practitioner and may place the letters "RN, NP" after his or her name alone or in combination with other letters or words identifying categories of specialization, including but not limited to adult, pediatric, obstetrical-gynecological and family nurse practitioner. The "holding out" as a nurse practitioner and using the title "RN, NP" does not confer broad practicing parameters. The nurse practitioner must meet requirements for clinical competency as defined.

: "전문간호사(NP)"는 신체적 진단, 심리사회적 사정 평가, 일차 의료의 건강 및 질병 관리에 대한 추가적인 준비가 되어 있고, 기술을 보유하고 있으며, 섹션 1484에 명시된 바 간호국 표준에 부합하는 프로그램을 통해 준비가 된 등록 간호사를 의미한다.

: "일차 의료(Primary health care)"란 서비스 수혜자(Consumer)가 질병 유무에 관계없이 의료 서비스의 연속성 책임과 의무를 감당하는 의료 서비스 제공자와 만나는 것을 말한다.

: "임상적 역량(Clinically competent)"이란 임상 실무에 있어 해당 분야의 전문가가 통상적으로 일정 수준의 지식, 기술, 관리 및 경험을 갖추고 실천한다는 것을 의미한다.

: "직함을 유지한다(holding oneself out)"는 것은 NP 직함을 사용하는 것을 의미한다. 면허(직함 유지)를 위한 필요조건을 만족한 RN은 NP라고 칭할 수 있으며 본인의 직함에 "RN, NP"라고 명시하거나, 성인, 소아과, 산부인과, 및 가정간호사에 국한하지 않은 여러 다른 전문 분야를 나타내는 단어나 문자와 함께 명시할 수 있다. NP로 자격을 유지하는 것과 RN, NP 타이틀을 사용한다는 것이 광범위한 실무 범위에 부합한다는 의미는 아니다. NP는 정의된 바 임상적 역량에 요구되는 사항들을 충족해야 한다.

Methods for NP Certification
NP 면허를 취득하기 위한 방법들

1. Completing an approved nurse practitioner education program.

Nurse Practitioner Education Programs.

The California approved NP programs prepare nurse practitioners according to the standards of education (CCR 1484). The programs may be full–time or part–time and are not less than 30 semester units (45 quarter units) which includes theory and supervised clinical practice. At least 12 semester units or 18 quarter units of the program are in supervised clinical practice. The duration of clinical experience and the setting is such that the students receive intensive experience in performing the treatment procedures essential to the category/specialty for which the student is being prepared e.g. Adult, Pediatric, Family, Ob/Gyn.

All the approved NP programs are affiliated with academic institutions, which offer one or more educational options certificate, masters and post masters (see school list). The nurse practitioner programs prepare students in the following categories and/or specialties: family planning, family nurse practitioner, geriatric nurse practitioner, Women's Health or OB/GYN nurse practitioner, school nurse practitioner, Acute Care Nurse Practitioner, and Neonatal nurse practitioner.

2. Successfully completing a National examination for certification of Nurse Practitioner in a specialty, which is approved.

Nurse Practitioner National Certification in a category/specialty
National associations/organizations and state boards that have nurse practitioner certification requirements, which are equivalent to the Board's standards for nurse practitioner certification.

3. Equivalency.
A RN who has completed a NP program of study that does not meet the BRN educational standards as specified in California Code of

Regulations Section 1484.

Or

A nurse who has not completed a nurse practitioner program of study meeting the Board's standards may for the purpose of certification provide the BRN with the following:

1. Documentation of remediation of areas of deficiency in course content and/or clinical experience, which meets the same educational standards as a graduate of a BRN approved program of study preparing a nurse practitioner, and

2. Verification by a nurse practitioner and by a physician who meets the requirements for faculty member (CCR 1484(C)), of clinical competence in the delivery of primary health care. The applicant must have a professional relationship with a qualified NP faculty who has assumed responsibility for the development, monitoring, and mentoring of the equivalent program of study and for verification that the applicant meets the standards of education as identified in CCR 1484, Standards of Education.

1. 인가받은 NP 교육 프로그램 수료

NP 교육 프로그램

캘리포니아주가 승인한 NP 프로그램은 교육 표준(CCR 1484)에 따른 NP를 양성하는 것이다. 프로그램은 풀타임 또는 파트타임이 될 수 있으며 이론 및 감독 임상 실습을 포함하여 학기 기준 30학점, 쿼터 기준 45학점 이상이다. 감독하의 임상 실습이 최소 12학점(학기 단위) 또는 18학점(쿼터 단위)에 들어 있다. 이러한 임상 경험 및 환경의 기간에 따라 학생은 본인이 준비하고 있는 분야, 즉 성인, 소아과, 가족, 산부인과 등의 전문 분야에 필수적인 치료 절차를 수행하는 데 필요한 집중적인 경험을 습득한다.

승인된 모든 NP 프로그램은 교육 기관과 제휴하여 하나 이상의 교육 옵션들, 수료증, 석사 및 포스트 마스터 학위 등을 제공한다(학교 목록 참조). NP 프로그램은 가족 계획, 가족 전문 NP, 노인 전문 NP, 여성 건강 또는 OB/GYN 전문 NP, 학교 전문 NP, 급성치료 전문 NP, 신생아 전문 NP 등의 전문 분야 학생들을 양성한다.

2. 승인된 전문 분야 NP의 국가 면허 시험에 성공적으로 합격

분야별, 전문별 NP 국가 면허

NP 면허에 대한 간호국의 표준과 동등한 NP 면허 요건을 가지고 있는 국가 협회/조직 및 주 위원회

3. 동등한 자격 요건

캘리포니아 규정집 섹션 1484에 명시된 BRN 교육 기준을 충족하지 않는 NP 학습 프로그램을 완료한 RN

또는

간호국 기준에 부합하는 임상간호사 프로그램을 이수하지 않은 간호사는 면허를 받기 위해 BRN에 다음을 제공할 수 있다.

1. BRN이 승인한 NP 양성 교육 프로그램의 졸업생과 동일한 교육 기준을 충족하는 과정 내용 및/또는 임상 경험의 부족한 부분을 개선한 문서, 그리고

2. 일차 진료 제공의 임상적 능력을 갖춘 교원 자격 요건(CCR 1484(C))을 충족하는 NP와 의사의 확인서.

지원자는 동등한 요건을 지닌 교육 프로그램의 개발, 모니터링 및 멘토링과 함께 CCR 1484에 명시된 교육 표준 충족 여부를 확인하는 책임을 가지고 있는 NP 교수진과 전문적인 관계에 있어야 한다.

:미주:

1) 다음의 세 종류의 자료를 참고하라. www.ssa.gov/OACT/tr/2021/tr2021. pdf, www.pgpf.org/sites/default/files/0050_aging-US-population-full. gif, www.pgpf.org/sites/default/files/0189_life_expectancy-full.gif

2) 2020 Census Will Help Policymakers Prepare for the Incoming Wave of Aging Boomers, December 10, 2019, www.census.gov/library/stories/2019/12/by-2030-all-baby-boomers-will-be-age-65-or-older.html

3) 10 Ways the ACA Has Improved Health Care in the Past Decade, MAR 23, 2020, https://www.americanprogress.org/article/10-ways-aca-improved-health-care-past-decade/#:~:text=20%20million%20 fewer%20Americans%20are%20uninsured&text=About%2020%20 million%20Americans%20have,races%20and%20ethnicities%20 have%20narrowed

4) The Complexities of Physician Supply and Demand: Projections From 2019 to 2034, June 2021, www.aamc.org/media/54681/ download?attachment

5) AAMC Report Reinforces Mounting Physician Shortage, June 11, 2021, https://www.aamc.org/news-insights/press-releases/aamc-report-reinforces-mounting-physician-shortage

6) Projections overview and highlights, 2020 - 30, OCTOBER 2021, www.bls.gov/opub/mlr/2021/article/projections-overview-and-highlights-2020-30.htm

7) Where Do Nurse Practitioners Work? (Top 25 Settings), www. nursingprocess.org/where-do-nurse-practitioners-work.html

8) www.medscape.com/slideshow/2021-nurse-career-satisfaction-6014685#18

9) 유튜브 인터뷰 참고. https://youtu.be/YNMki0i88xA

10) The Doctor of Nursing Practice Degree: Entry to Nurse Practitioner Practice by 2025, May 2018,
https://cdn.ymaws.com/www.nonpf.org/resource/resmgr/dnp/v3_05.2018_NONPF_DNP_Stateme.pdf

11) Nurse Anesthetists, Nurse Midwives, and Nurse Practitioners, April 18, 2022, www.bls.gov/ooh/healthcare/nurse-anesthetists-nurse-midwives-and-nurse-practitioners.htm#tab-6

12) NPI number는 10자리로 된 의료인 고유번호로, 건강보험 이전과 책임에 관한 법(Health Insurance Portability and Accountability Act: HIPPA)에 따라 진료하고 의료 비용 청구 사 쓸 수 있는데 국가 계획 & 공급자 열거 시스템(National Plan & Provider Enumeration System: NPPES)에서 등록해 신청할 수 있다. 여기까지 3~5개월 정도 걸린다.

13) EMPLOYMENT CHARACTERISTICS OF FAMILIES — 2021, April 20, 2022, https://www.bls.gov/news.release/pdf/famee.pdf

14) 코로나19로 청소년의 가족 갈등·우울 상담 31.6% 증가, 2020년 12월 17일, 연합뉴스, www.yna.co.kr/view/AKR20201217066700530

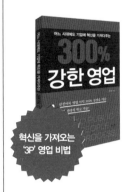

혁신을 가져오는
'3P' 영업 비법

300% 강한 영업

황창환 지음 | 14,000원

**내 기업의 강점은 살리고 매출을 올리고 싶은가?
강한 기업을 만드는 강한 경영자가 되는 비밀을 담았다!**

3년 적자 기업을 신규 고객 창출로 흑자 전환한 경험, 2년 만에 40개가 넘는
신규 지점을 개설한 경험, 폐점 직전이었던 매장의 영업 실적을 50% 이상 증
대시킨 경험, 정체되어 있어 있던 매출을 두 자릿수로 성장시킨 경험 등 저자
의 실제 영업 성공 사례와 생생한 노하우를 한 권에 담아냈다! 언제 어디서나
기업에 혁신을 일으킬 수 있는 영업 비법을 손에 쥐고 싶은가? 시대와 시장의
흐름에 영향받지 않는 지속적인 매출과 경영 성과를 얻고 싶은가? 그렇다면
지금 당장 강한 기업이 되기 위한 첫 번째 관문, 바로 '강한 영업'을 시작하라!

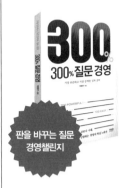

판을 바꾸는 질문
경영챌린지

300% 질문 경영

박병무 지음 | 13,500원

**생존을 위해 300% 성장하는 경영의
핵심 노하우가 실린 실전 지침서**

이 책은 핵심을 꿰뚫는 리더의 질문은 능동적이고 생산적인 회의 분위기를 만
들고 리더의 경청과 인내는 기업 문화를 바꾸어 마침내 경영 프로세스의 체질
까지 바꾸는 혁신으로 이어질 것임을 보여준다. 그리고 그 솔루션인 질문 경
영 전략을 제시하고 있다. 괄목할 만한 기업 생산성과 효율성의 향상을 꾀한
다면 대기업, 중소기업을 막론하고 조직혁신의 지름길인 질문 경영 프로세스
로의 리셋 작업을 서둘러야 한다는 것을 이 책에서 질문 경영 성과 사례들을
통해 피부로 느낄 수 있을 것이다.

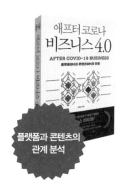

애프터 코로나 비즈니스 4.0

선원규 지음 | 18,000원

**강력한 생태계를 만들어가는 플랫폼 사이에서
생존하는 콘텐츠를 발견하라!**

앞으로의 미래 시장에서 살아남으려면 플랫폼과 콘텐츠 중에서 어떤 것에 중점을 두어야 할까? 이 책은 이 문제에 대해 해결점을 찾아갈 수 있도록 플랫폼과 콘텐츠를 자세히 다루고 있다. 현 사회와 플랫폼과 콘텐츠의 상관관계를 이야기하며 플랫폼과 콘텐츠 사업모델의 다양한 종류를 소개한다. 또한 어떻게 해야 강력한 플랫폼과 콘텐츠를 만들 수 있을지 그 전략을 설명하며 앞으로의 미래 시장의 전망을 다루고 있다. 이 책을 통해 수많은 콘텐츠가 유입되는 사랑받는 플랫폼, 플랫폼의 러브콜을 받는 콘텐츠를 개발할 수 있을 것이다.

**플랫폼과 콘텐츠의
관계 분석**

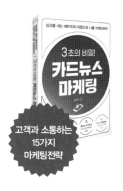

3초의 비밀! 카드뉴스 마케팅

설미리 지음 | 21,000원

**카드 한 장에 진심을 담아
성과를 이루는 카드마케팅의 정석!**

인터넷 네트워크는 이미 어느 소셜미디어에 주력하느냐의 선택지만 있을 뿐, 마케팅의 절대다수를 점하는 전장이 되어버렸다. 그리고 큰 비용 들이지 않고도 이 전쟁터에서 싸울 무기가 넘쳐난다. 남은 것은 무기를 가장 효율적으로 사용해 고객의 마음을 훔치는 방법뿐이다. 《3초의 비밀! 카드뉴스마케팅》에는 소셜미디어 마케팅의 모든 것이 망라되어 있다. 그리고 저자가 고객의 마음을 훔치는, 숨겨진 1%의 시크릿까지 공개하고 있는 점이 이 책의 가장 큰 매력이다.

**고객과 소통하는
15가지
마케팅전략**